理学療法士
列伝

EBMの確立に向けて

山田英司
変形性膝関節症に対する
保存的治療戦略

三輪書店

序

　流されるまま理学療法士という職業に就き，20年目を迎える．これまで，多くの人に出会い，刺激をいただき，徐々に理学療法に興味をもち始め，現在に至る．今のところ，この仕事に就いてよかったと心から思うとともに，理学療法の奥深さを思い知らされている．

　理学療法の中で運動療法は最大の武器であり，これをいかに駆使するかが理学療法士の腕の見せどころである．理学療法士の数が少なく，希少価値の高かったころの急性期病院では，1人の理学療法士が数十人の患者を担当し，術後患者や脳卒中急性期の患者に対して時間と闘いながら理学療法を行っていた．その後，理学療法士の数も増加し，これまで物理療法のみで対応され，運動療法の対象になりにくかった保存療法を必要とする運動器疾患をもつ患者に対しても運動療法が施行できる環境になってきた．また，理学療法に対する患者のニーズも高まり，その治療効果を明確に期待されるようになってきた．

　しかし，教科書をみてみると術後患者に対する手術の治療成績や後療法プログラムなどは詳細に記載されているが，保存療法に関する理学療法の方法や治療結果などは，いまだに筆者が学生のころと同じ内容のものもあり，まだまだ効果的な保存療法を施行するには情報が不十分であることに気がついた．さらに，近年ではクリニカルパスが導入され，理学療法士があたかも歯車の一部のようになってしまった感もある．

　検査やX線撮影は誰が行っても同じ結果が求められる．しかし，理学療法士はそれぞれに個性をもった治療理念のもと，臨床推論を用いて，少しでも患者の機能を向上させるよう努力することを求められる．クリニカルパスは理学療法士が行うべき最低ラインなのである．

　保存療法を確立するにはエビデンスを積み重ねていく必要がある．しかし，保存的な理学療法の対象となる患者は，薬物療法なども同時に行われていること，運動療法の定量化が難しいことなどから，従来の医学モデルのエビデンスの確立方法では純粋な理学療法の効果を示しにくい．しかし，われわれはその作業を怠ってはならない．なぜなら理学療法は理学療法学という学問であるからである．結果が先でもよし，理論が先でもよし，その効果と理論的背景の両方をさまざまな科学的手法を工夫しながら少しずつ明らかにしてこそ，学問となる．

　今回，幸運にも，今考えている変形性膝関節症の治療戦略について書かせてもらう機会を得た．その治療戦略の中には，まだ理論的背景を証明されていない部分も多く，エビデンスには遠く及ばないものもある．しかし今後，一つひとつ確実に明らかにし，エビデンス構築の第一歩になればよいと考えている．そして，機能障害で困っている患者を少しでも多く理学療法で楽にさせてあげたいと心から思う．

　最後に「理学療法士列伝―EBMの確立に向けて」シリーズの執筆機会を与えていただきました文京学院大学の福井　勉先生，石川県リハビリテーションセンターの荒木　茂先生，三輪書店の青山　智氏，濱田亮宏氏，香川大学医学部附属病院リハビリテーション部のスタッフの皆様，そして常に筆者のわがままを聞き入れてくれ，見返りのない投資を許容してくれる家族に深謝する．

2012年4月吉日

山田英司

理学療法士列伝—EBMの確立に向けて

◆目次

第1章 衣鉢相伝 —私の治療戦略

変形性膝関節症に対する保存的治療戦略

はじめに　2
膝OAとは　2
膝OAの病期分類　3
なぜ，膝OAは痛いのか　3
外部膝関節内反モーメント　4
膝OAの歩行と床反力　7
正常なKAMの制御メカニズム　9
膝OA初期接地の特徴　12
評価と治療の流れ　13
評価と治療の実際　14
おわりに　38

第2章 臥薪嘗胆 —私の歩み

現在に至るまで

学生時代　42
臨床実習前と実習後　43
臨床実習と理学療法士の質　45
測定・評価・技術の前に　46
最新機器がみせる医学　47
広島から石川，果てしなく続く見習い修行　48
石川県立中央病院時代　50
たかが勉強，されど勉強　52

医療人とは　53
はじめての学会発表　55
実習生の存在　56
2年目の小さな壁　57
臨床研究から理学療法科学へ　59
よき先輩, よき指導者　60
香川医科大学附属病院時代　61
はじめて教壇に立つ　63
研究が導く新しい仲間　64
大学院, そして世界へ　66
未知の国, オーストラリア!?　69
暗中模索の治療戦略　70
さらば香川医科大学附属病院　72
新型ウイルス「若年寄症候群」とは?　73
新天地での誓い　75

第3章 磨揉遷革
――私の伝えたいこと

今, 思うこと

臨床実習について　78
急性期理学療法について　82
理学療法と臨床研究について　85

【装丁】関原直子

第1章

衣鉢相伝

私の治療戦略

【衣鉢相伝】：弟子が師の教え，道を伝えるたとえ．師匠の道を受け継ぐ

元来は，弟子が師の僧から仏教の奥義を受け継ぐ意．「衣鉢」は袈裟と鉢の意で，「えはつ」ともいい，仏法を伝えたあかしとして弟子に与えられる（父子相伝，一子相伝）．

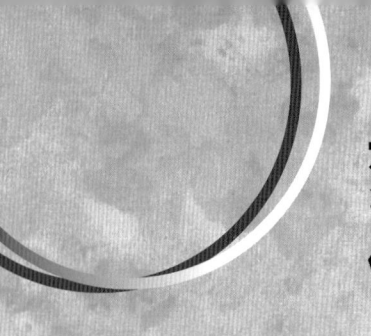

変形性膝関節症に対する保存的治療戦略

はじめに

　大規模なコホート研究によると，40歳以上の日本人における変形性膝関節症の有病率は男性42.6％，女性62.4％であり[1]，国内の患者数は2,530万人と推定され[2]，特に内側型変形性膝関節症〔以下，膝OA（osteoarthritis）〕が多いことが報告されている．膝OAに対する治療は，その病期により大きく異なるが，理学療法を主体とする保存的治療はその対象者の数からみても，われわれ理学療法士にとってきわめて重要な部分である．しかし，現段階ではその治療戦略は確立しておらず，明らかにされているエビデンス（evidence）のみを用いて理学療法を行うことは，まだできていないのが現状である．本書では現段階で筆者の考える膝OAに対する治療戦略を述べる．しかし，まだナラティブ（narrative）で現在進行形であり，科学ではない．また，膝OAはその病態が非常に多様であり，一部の対象者にしか対応できていない．決して明確なエビデンスがあるわけでもなく，今後，研究者として一つひとつを科学として検証し続けることが，筆者の研究者としての仕事であることを常に念頭においていることを，まず記載しておきたい．

膝OAとは

　変形性関節症は関節軟骨の退行性疾患で，荷重関節である膝関節に最も発生頻度が高い．その症状としての関節痛や拘縮および腫脹は，高齢者の日常生活と生活の質を阻害する最も多い原因の一つである[3]．膝OAの発症・進行には異常なメカニカルストレス（mechanical stress）が関与していることは明白な事実である[4]．よって，このメカニカルストレスを変化させることが膝OAに対する保存的理学療法の究極の目的であるといえる．

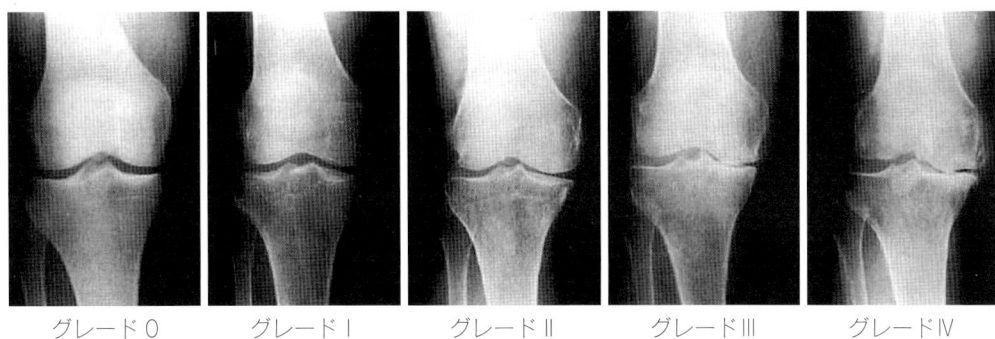

図1　Kellgren-Lawrence 分類（文献5）より改変引用）

グレード0：骨棘なし
グレードⅠ：微小な骨棘形成が疑われる
グレードⅡ：軽度変形性関節症（OA）．微小な骨棘形成あり．関節裂隙狭小化・骨硬化・骨囊腫形成を認めることあり
グレードⅢ：中等度 OA．骨棘形成と中等度の関節裂隙狭小化
グレードⅣ：高度 OA．顕著な関節裂隙の狭小化と大きな骨棘形成

膝 OA の病期分類

　単純 X 線による病期分類はいくつか報告され，臨床で用いられている．一般的には Kellgren-Lawrence 分類（図1）[5,6]が多く用いられているが，単純 X 線立位正面像では初期の変化を捉えることが困難である．そのため理学療法を開始する症例では，症状に加えて画像的な変化を呈している場合が多いと思われる．
　外科的な治療法として，関節鏡による関節デブリドマン，高位脛骨骨切り術，人工膝関節単顆置換術（UKA：unicompartmental knee arthroplasty），人工膝関節全置換術（TKA：total knee arthroplasty）などがあるが，その適応は年齢，病期，活動性などによって決定される．本稿では，外科的な治療の適応となりにくい Kellgren-Lawrence 分類のグレードⅠ・ⅡあるいはⅢの患者を前提に述べる．

なぜ，膝 OA は痛いのか

　異常なメカニカルストレスが膝関節内側コンパートメント（compartment）へかかることにより，疼痛を呈していることは明らかであるが，初期の段階では半月板損傷や骨壊死などを鑑別する必要がある．現在のところ疼痛発生のメカニズムとして，①罹患軟骨下骨の骨髄内小脈のうっ血，②関節包の骨棘など

関節軟骨周辺での摩擦による滑膜炎，③変形や拘縮に伴う関節周囲の筋腱付着部炎などが主な原因と考えられている[3]．ここで重要なことは，膝OA自体は非炎症性疾患であるが，疼痛を呈する原因として炎症も含まれていることである．臨床での評価の際に炎症による疼痛なのか，非炎症性の原因による疼痛なのかを判断し，炎症によるものであれば，その対応を先に行うべきである．

PT 外部膝関節内反モーメント

荷重時の膝関節内側コンパートメントに加わる圧縮ストレスを反映する指標として，外部膝関節内反モーメント（KAM：external knee adduction moment）がある．KAMとは身体に加わる外力が膝関節を内反させる方向に作用するモーメントである[7]．KAMの大きさは，床反力ベクトルの大きさとレバーアームの長さによって決定される（図2）．膝OA患者ではKAMが大きく[8,9]，単純X線上の重症度[10〜13]，症状の増悪[14]と関連があることが報告されている．その

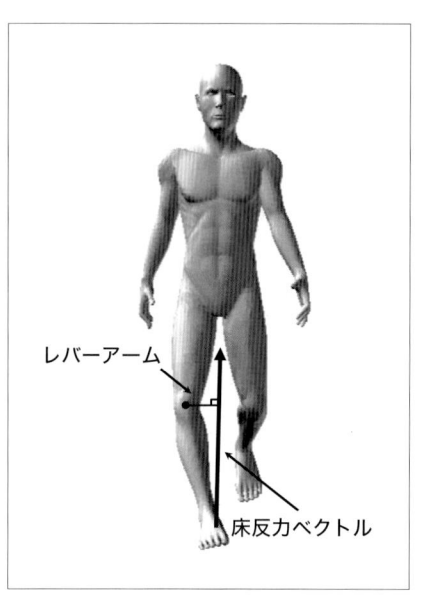

図2 外部膝関節内反モーメント

外部膝関節内反モーメント（Nm）＝床反力ベクトル（N）×モーメントアーム（m）．身体に加わる外力が膝関節を内反させようとするモーメント．外部膝関節内反モーメントは膝関節内側コンパートメントに生じる圧縮ストレスを反映する指標である

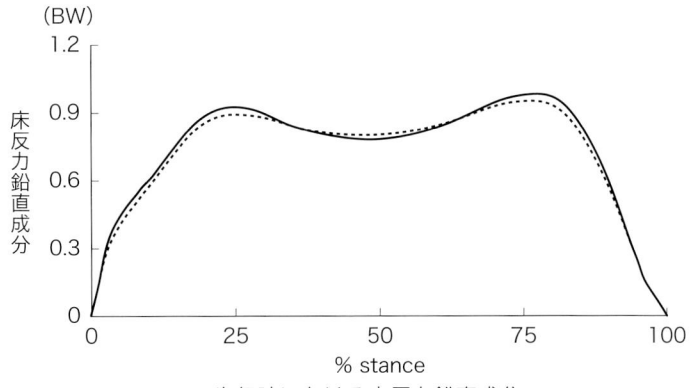
a. 歩行時における床反力鉛直成分

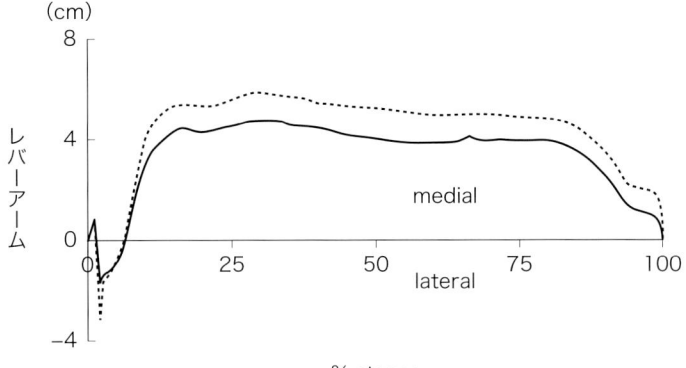
b. 歩行時における前額面のレバーアーム

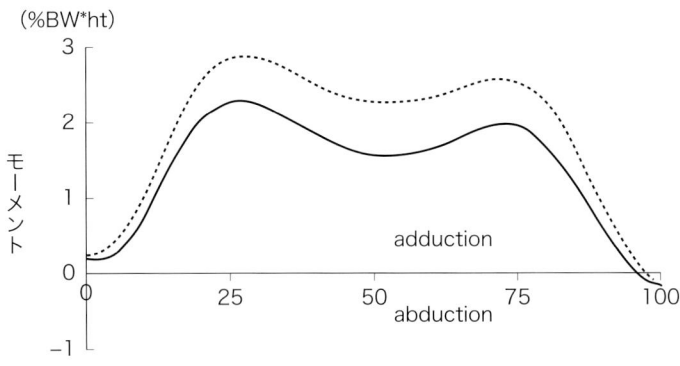
c. 歩行時における外部膝関節内反モーメント

図3 歩行時における床反力鉛直成分・前額面におけるレバーアームおよび外部膝関節内反モーメント(文献15)より引用)
破線は患側，実線は健側を示す

ため，KAMの増加は，このどちらかの因子か，あるいは両方の因子が変化したため起こった結果であると考えられる．Huntら[15]は，膝OA患者では床反力ベクトルが小さく，レバーアームが長く，そしてKAMが最も大きくなる時期はレバーアームが最も長くなる時期と一致していると報告している（図3）．

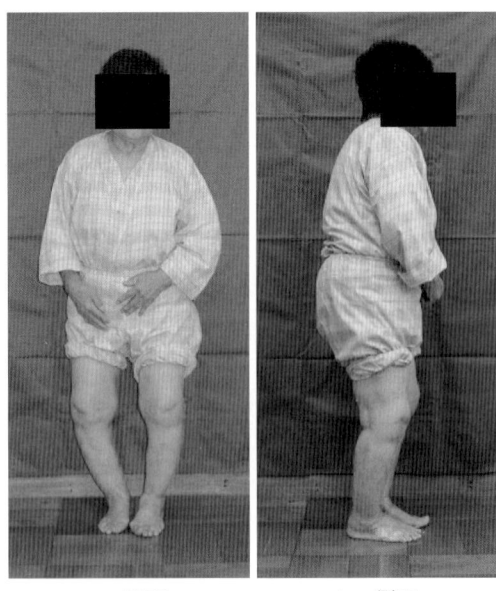

a. 正面　　　　b. 側面

図4　典型的な変形性膝関節症患者の姿勢
頭部前方位，胸椎後弯，骨盤後傾，大腿外旋，膝関節屈曲・内反，下腿外旋，内反扁平足が特徴的である

よって，基本的にレバーアームを小さくすることが理学療法の第1の目的となる．健常者の膝でも床反力ベクトルは膝関節中心より内側を通り，KAMが作用するが，それに対応するメカニズムによりKAMを最小限にし，膝関節面にかかるメカニカルストレスを分散している．

　膝OA患者に対する理学療法は，帰結を何にするのかを明確にしておくことが非常に重要である．疼痛や関節可動域の改善など症状の改善のみを帰結とすると対症療法的な理学療法しか展開できない．筆者は膝OAに対するメカニカルストレスの指標である歩行時のKAMを減少させることを帰結として治療戦略を立てている．

　膝OAの病態は非常に複雑であり，内反膝といっても多種多様なパターンを示す．図4に典型的な膝OA患者の姿勢を示す．頭部前方位，胸椎後弯，骨盤後傾，大腿外旋，膝関節屈曲・内反，下腿外旋，内反扁平足が特徴的である．本稿ではこのタイプをモデルとして，その治療戦略を述べていく．

　膝OA患者は，KAMの増大に対応するように自ら姿勢・歩行戦略を変化させていることが報告されている．特徴的な戦略としてはtoe-out歩行[16,17]，歩行速度，歩幅の減少，体幹の側屈[7,8,11,14,18]などがある．このように膝OA患者は，すでにKAMを減少させる戦略を用いており，その結果を含んだ歩行様式であ

る．理学療法を行ううえで歩行様式に着目して，正常歩行に近づけることのみを帰結としてしまうと，逆にKAMを増大させてしまう可能性がある．常に目的とする動作がKAMにどのような影響を与えるのかを考慮することが重要である．理学療法でKAMを減少させることができるかどうかは，重症度，体幹も含めた膝以外の関節の機能，反対側の機能などにより決定される．つまり，KAMを減少させることを帰結とした理学療法が適応となるかどうかは，膝のみでなく全体の身体機能を評価し決定する必要がある．

膝OAの歩行と床反力

　膝OA患者では，KAMを減少させるための戦略をすでに用いている．前述したが，KAMは床反力ベクトルとレバーアームによって決定される．床反力とは人が床へ及ぼす力の反力であり，床反力ベクトルとはこの反力の総和を一本のベクトルとして表現したものである．特に重要となる鉛直成分は重心の加速度と一致している．膝OAでは床反力が小さいことが報告されているが[15]，身体に働く外力の一つである床反力との関係を明らかにすることは重要であると考える．

　われわれは床反力とKAMとの関連性について，健常者と膝OA患者を対象として検討した．対象は片側性または両側性膝OAと診断された男性5名，女性12名（平均年齢69.9歳）の17肢とした．両側性膝OAでは，より疼痛が強く，Kellgren-Lawrence分類で重症度の高い肢を計測肢とした．測定下肢の内訳はグレードⅢが11名，グレードⅣが6名であった．また，健常群として男性8名の15肢（平均年齢23.2歳）を対象とした．

　歩行時の床反力とKAMは，床反力計（AMTI社）と三次元動作解析装置Vicon MX（Vicon Motion System社）を用いて計測した．歩行条件は，裸足で自由歩行速度とした．マーカーは33カ所に貼付し，解析ソフトBodyBuilder（Vicon Motion System社）を用いて，KAMと歩行速度および歩幅を算出した．床反力は左右成分では最初の外向きの力を$Fx1$，その後の内向きの力を$Fx2$とし，それぞれの最大値および$Fx1$から$Fx2$の変化量（以下，delta Fx）を求めた．前後成分では最初の後向きへの力を$Fy1$，立脚期後半の前向きへの力を$Fy2$とし，それぞれの最大値および$Fy1$から$Fy2$の変化量（以下，delta Fy）を求めた．鉛直成分では，初期と終期の上向きの力の最大値をそれぞれ$Fz1$，$Fz3$とし，その間の谷の最小値を$Fz2$とした．そして，それぞれの最大値および$Fz1$から$Fz2$の変化量（以下，delta Fz）を求めた（図5）．KAMは

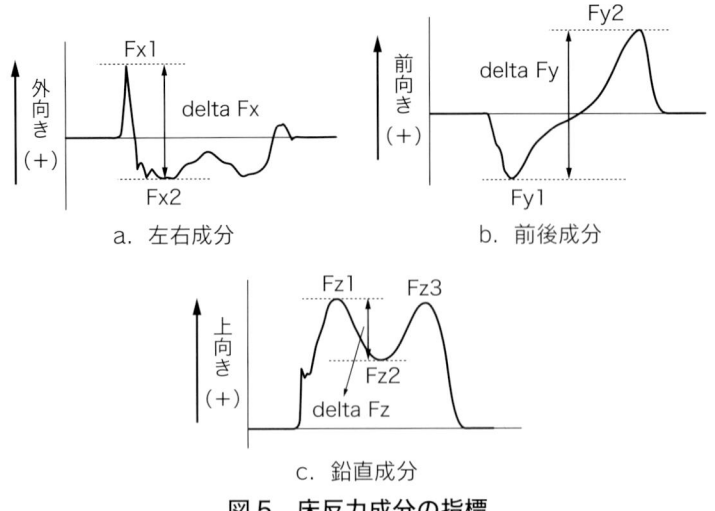

図5　床反力成分の指標

最大値を求め，すべての値は2歩行周期の平均を算出し，体重で正規化した．

統計学的検定は，膝OA患者と健常者の比較には対応のないt検定を用いた．また，両者においてKAMと床反力成分との関係についてピアソン（Pearson）の相関係数を用いて検討した．

歩行速度は膝OA患者のほうが有意に遅く，歩幅は膝OA患者のほうが有意に短かった（**表1**）．KAMは膝OA患者のほうが高い値を示した（**表2**）．Fy1，Fy2，delta Fy，Fz1，Fz3およびdelta Fzは有意に膝OA患者のほうが低値を，Fx2とFz2は高値を示したが，Fx1とdelta Fxは有意差を認めなかった（**表2**）．KAMと床反力成分との関係では，膝OA患者でFx1とdelta Fxが，健常者でFx1，Fy2，delta Fy，Fz3が有意な正の相関関係を示した（**表3**）．

床反力は歩行速度の上昇に伴い増加する．膝OA患者のほうが歩行速度が低かったにもかかわらず，Fx1，delta Fxは有意差を認めず，Fx1とFz2は高値を示した．床反力の比較から本来ならば低値を示すはずのこれらの因子が，膝OAの特徴を表していると考えられた．さらにFx1とdelta Fx，すなわち立脚期の外側から内側への床反力の移動幅の大きさがKAMと有意な相関関係を示したことから，運動力学的にはFx1，すなわち初期接地の左右成分が重要な因子であると考えられる．なお，歩行速度を一致させた健常高齢者と膝OA患者の比較では膝OA患者のほうが初期接地の外側成分が大きく，前額面のアライメントに影響を及ぼしていることが報告されている[11]．したがって，膝OA患者の運動力学的な特徴は初期接地の外側成分であり，この因子が膝OAの治療戦略を考えるうえでのヒントとなるのではないかと考えられる．

表1　健常者と変形性膝関節症（膝OA）患者における歩行速度と歩幅の比較

	健常者	膝OA患者	危険率
歩行速度（m/s）	1.23±0.16	0.82±0.15	p<0.01
歩幅（cm）	65.60±6.56	41.96±7.90	p<0.01

表2　健常者と変形性膝関節症（膝OA）患者における外部膝関節内反モーメント（KAM）と床反力成分の比較

	健常者	膝OA患者	危険率
KAM（%/BW）	0.72±0.23	0.88±0.14	p<0.01
Fx1（N/BW）	0.063±0.022	0.046±0.024	N.S.
Fx2（N/BW）	0.057±0.012	0.072±0.009	p<0.01
delta Fx（N/BW）	0.120±0.017	0.117±0.022	N.S.
Fy1（N/BW）	0.224±0.038	0.114±0.033	p<0.01
Fy2（N/BW）	0.224±0.057	0.120±0.040	p<0.01
delta Fy（N/BW）	0.448±0.090	0.234±0.065	p<0.01
Fz1（N/BW）	1.112±0.080	0.959±0.047	p<0.01
Fz2（N/BW）	0.718±0.059	0.864±0.037	p<0.01
Fz3（N/BW）	1.057±0.105	0.969±0.041	p<0.01
delta Fz（N/BW）	0.394±0.118	0.095±0.057	p<0.01

表3　変形性膝関節症（膝OA）患者と健常者における外部膝関節内反モーメント（KAM）と床反力成分との関係

a. 膝OA患者

	相関係数	危険率
Fx1	0.62	p<0.01
delta Fx	0.59	p<0.05

b. 健常者

	相関係数	危険率
Fx1	0.68	p<0.01
Fy2	0.79	p<0.01
delta Fy	0.65	p<0.01
Fz3	0.65	p<0.01

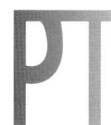

正常なKAMの制御メカニズム

　健常者では，立脚期にはKAMが増大するが，それを最小にする運動学的なメカニズムにより制御されている．まず，十分な歩幅により足関節背屈約0°で初期接地となる．そして，背屈筋群の遠心性収縮により背屈角度を維持しながら荷重応答期のヒールロッカーが機能し，下腿が前方へ移動する[19]．前脛骨筋の作用により足部が内反していること，踵骨が脛骨の縦軸より外側に位置して

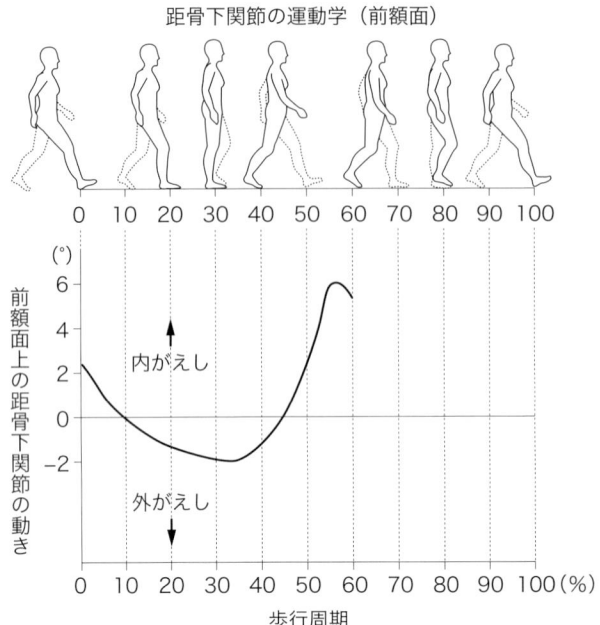

図6 歩行時における距骨下関節の動き（文献21）より引用）
距骨下関節は，踵接地期に約2〜3°内反している．踵接地直後，踵骨の迅速な外反が始まり，立脚中期（歩行周期の30〜35%）まで続き，その時点で約2°の最大外反期に到達する

いることにより，立脚中期まで距骨下関節は外反する（図6）[20,21]．距骨下関節と横足根関節との関係は，距骨下関節が内反位では横足根関節の縦軸と斜軸が交差し，その可動性が低下するが，外反位では逆に縦軸と斜軸が平行になり，その運動性は大きくなる（図7）[22]．すなわち，初期接地から立脚中期には遊脚からの衝撃を吸収するために距骨下関節の外反により横足根関節は可動性を増し，柔軟な足部となるため内側縦アーチを低下させる．これらの動きは，荷重により上部へ運動連鎖を引き起こす．距骨下関節の外反は脛骨の内旋と内方傾斜を引き起こし，膝関節を内方に移動させる（図8）[22]．さらに上部では，大腿骨の内転・内旋，骨盤の前傾とつながっていく（図9）[23]．内旋の程度は大腿骨よりも脛骨のほうが大きいため（図10）[21]，相対的に膝関節では大腿骨に対して脛骨が内旋位となる．また，前十字靱帯と後十字靱帯の中心靱帯系安定化機構では前十字靱帯と後十字靱帯は関節内において交叉性配列であるため，膝関節の内旋によって十字靱帯は互いの周りでねじれ，関節面を接合させ，膝関節を安定化させる[24]．そして，脛骨の内方傾斜と股関節の内転により直立化した下肢は，立脚期をとおして変化することなく約1.2°の外反位を保つ[20]．このよ

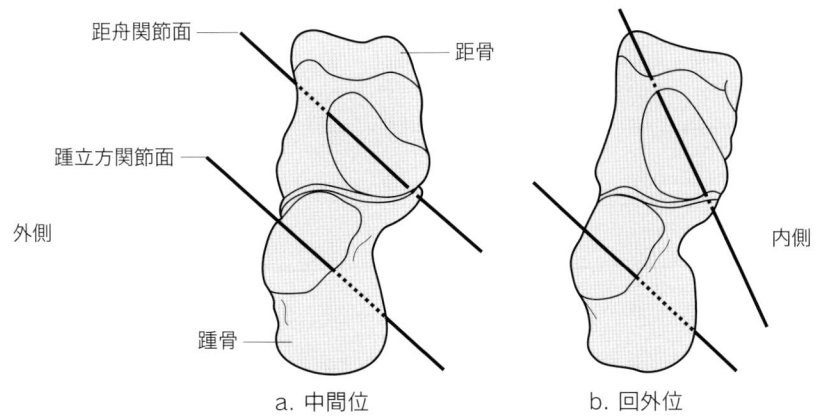

図7 距骨下関節と横足根関節との関係（文献22）より引用）
距骨下関節が内反位では横足根関節の縦軸と斜軸が交差し，その可動性が低下するが，外反位では逆に縦軸と斜軸が平行になりその運動性は大きくなる

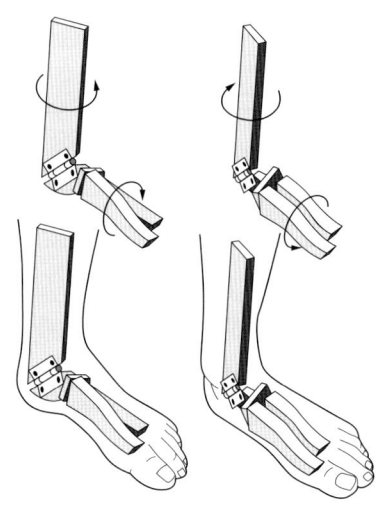

図8 足関節と下腿の運動連鎖（文献22）より引用）
下腿と足部の間に45°の角度で位置する蝶番で表された距骨下関節の運動．距骨下関節の外反は脛骨の内旋を引き起こす

うに直立化した下肢の支持基底面に身体重心を近づけるため，股関節の内転運動をとおして骨盤が立脚肢側へ移動し，モーメントアームを減少させるように働く[20]．

このようなメカニズムにより健常者では，最小化されたKAMは外側支持機構などによって制御されている．逆に，膝OA患者ではこのメカニズムの破綻によりKAMが大きくなると考えられる．

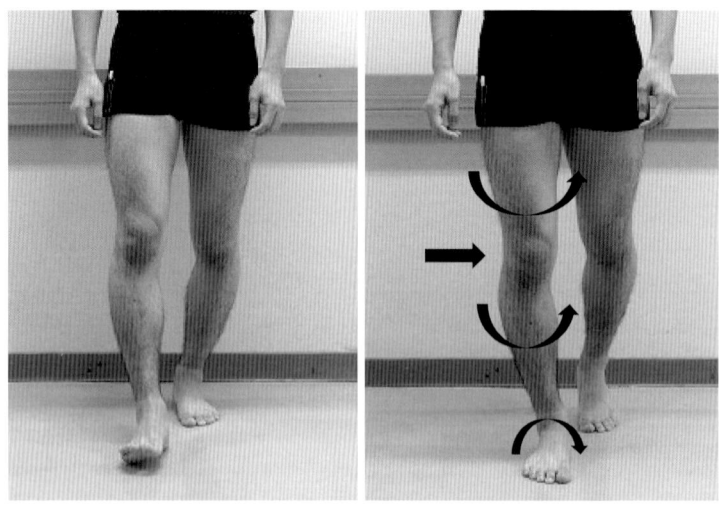

a. 初期接地　　　　b. 立脚中期

図9　足部から起こる上部への運動連鎖
足部の外反は脛骨の内旋と内方傾斜を引き起こし，大腿を内転・内旋させ，骨盤の前傾を引き起こす．その結果，膝関節は内方に移動する

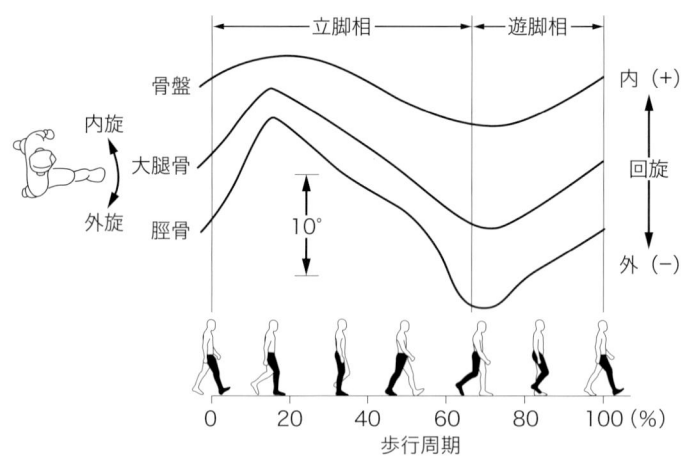

図10　歩行時における骨盤・大腿骨・脛骨の回旋パターン（文献21）より引用）
これら3つの骨は類似した運動パターンをとるが，内旋の程度は大腿骨よりも脛骨のほうが大きい

膝OAの初期接地の特徴

膝OA患者の初期接地を全体像として視覚的に捉えると，上下の重心移動が小さく，左右の重心移動が大きい（図11）．

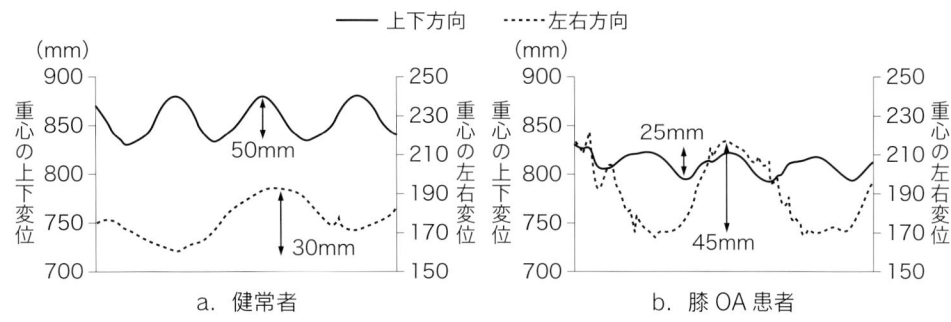

図 11　健常者と変形性膝関節症（膝 OA）患者における歩行時の重心移動の比較
変形性膝関節症患者では上下の重心移動が小さく，左右の重心移動が大きい

　初期接地の膝 OA 患者の関節角度の特徴を述べる．初期接地の矢状面では，足関節背屈角度が少なく，膝関節は屈曲位で踵接地が認められないことも多い．また股関節は屈曲位で，骨盤は後傾していることが多い．前額面では，足関節では差は認められないが，膝関節は内反しており，股関節は外転位である．水平面では toe-out 肢位で股関節が外旋している．

　KAM を最小化するメカニズムは，初期接地から起こる連動したメカニズムであり，最初のきっかけである初期接地の環境が正常でないと，このメカニズムは正常に作動しない．よって，膝 OA 患者の KAM を最小化するメカニズムの破綻は初期接地の問題により起因していると考えられる．この考察をもとに，膝 OA 患者の歩行の異常とは，初期接地の異常によって足部から上部へ伝達される運動連鎖が十分に起こらないことにより KAM を最小化するメカニズムがうまく働かない状態であると定義し，保存療法を行う際のポイントとして初期接地の機能を再構築することを目標として治療を行う．

PT　評価と治療の流れ

　十分な問診の後，立位姿勢の評価・歩行観察を行い，膝関節から順に局所の評価を行っていく．そして治療後，同様の立位評価・歩行観察を行い，臨床推論が正しかったかどうかを判断する．この過程を繰り返すことにより予定していた治療効果を確認し，その日の治療を終了する．

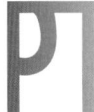 評価と治療の実際

1 膝のアライメント評価

脛骨には生理的な外捻があるが膝OAでは外捻が減少する．近位では膝関節内反により膝関節は外側に移動し，脛骨に対して外旋のストレスが加わる．しかし遠位では，足部は地面と適応するために外反扁平足となるため内旋のストレスが加わる．このため，近位は外旋，遠位は内旋のねじれのストレスが加わる．さらに，近位の脛骨の外旋は股関節を外旋させるため，膝関節をより外側に移動させる（図12）．

膝蓋骨の位置の評価は，膝OAでは下肢の変形を伴うことが多いため，中間位を決めることが難しい．そのため，大腿骨の内顆・外顆を用いて床に対して水平に固定した状態を中間位とし，膝蓋骨の位置を確認している．なお，健常膝では大腿骨幅の中央に位置していることが多い．そのことを確認したうえで，膝関節伸展位にて膝蓋骨の位置と脛骨粗面の位置関係を評価する．健常膝では膝蓋骨のやや外側に脛骨粗面が位置するのに対し，膝OAではかなり外側に位置している（図13）．次に，大腿骨の内顆・外顆を床に対して水平に固定した膝関節伸展位で足関節の両果の位置から脛骨の回旋角度を評価する．この方法により脛骨の内旋を評価する（図14）．

この際に注意をしなくてはならないのは，膝の解剖学的な異常と足部の内反による上部への運動連鎖がどこまで影響し合っているかを判断することである．図15の症例の右下肢では前方からみると膝関節内反，脛骨近位の外旋，下腿の外方傾斜，外反扁平足を認め，後方からみるとそれらに加えて踵骨の回外も認める．もし，足部遠位からの影響が強ければ，地面に接地するために足部アーチを低下させたことによる横足根関節の伸展・回内が起こった後，踵骨の回内，下腿の内旋と内方傾斜が起こるはずである．逆に，膝関節の内反の影響が強ければ，下腿外旋から踵骨回外，外側接地となるはずである．足部をみると，確かに横アーチ，内側縦アーチをつぶした結果である外反母趾も観察され，前足部と中足部は地面に対応している．しかし，踵骨は回外位のままであることから，足部遠位からの運動連鎖は横足根関節までしか影響を及ぼしておらず，膝からの影響が距骨下関節まで達していると判断することができる．すなわち，互いの影響がぶつかる関節をみつけることにより治療のポイントの一つとして利用することが可能となる．

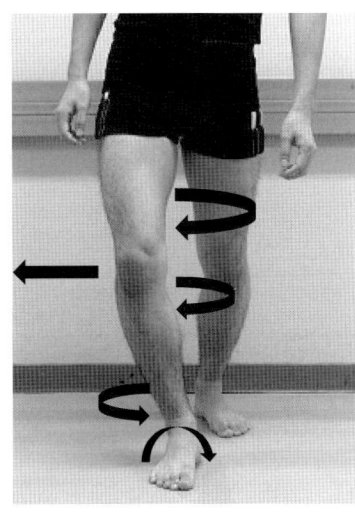

図 12 変形性膝関節症患者の下肢アライメントの特徴
近位では膝関節内反により膝関節は外側に移動し，脛骨に対して外旋のストレスが加わる．しかし遠位では，足部は地面と適応するために外反扁平足となるため内旋のストレスが加わる．このため，近位は外旋，遠位は内旋のねじれのストレスが加わる．さらに，近位の脛骨の外旋は股関節を外旋させるため，膝関節をより外側に移動させる

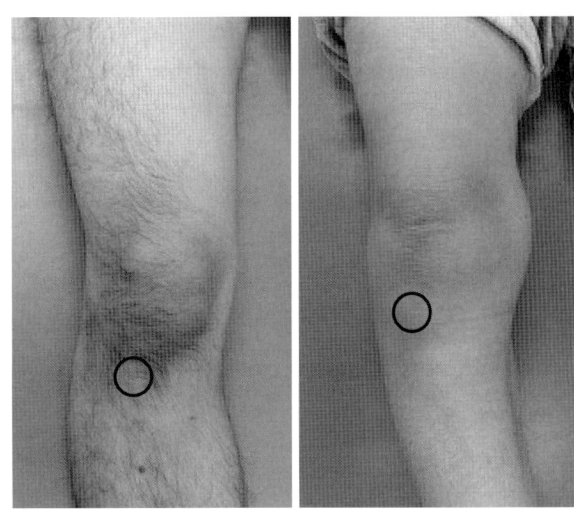

a．健常膝　　　　　b．膝 OA

図 13 膝蓋骨と脛骨粗面を指標とした膝回旋の評価
健常膝では膝蓋骨のやや外側に脛骨粗面が位置するのに対し，変形性膝関節症（膝 OA）ではかなり外側に位置している．〇は脛骨粗面の位置を示す

2 膝の柔軟性の評価と治療

　膝 OA では，さまざまな理由により可動域制限をきたす．また，可動域は正常に保たれているようにみえても，機能低下を起こしている部分を他の部位が代償することにより，見かけ上，可動域を保っているようにみえる場合も多い．
　まず，膝関節の柔軟性を評価する．さまざまな関節角度で前後方向の遊び，

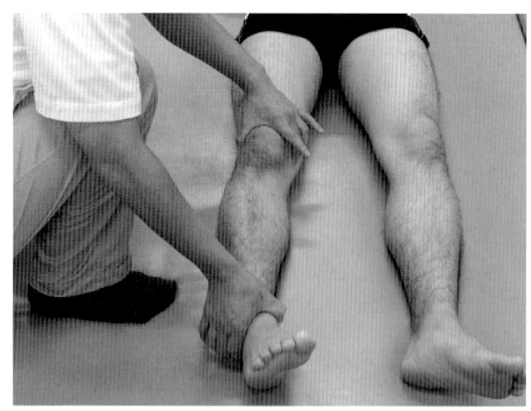

図14 大腿骨内顆・外顆と足関節内果・外果を指標とした脛骨の回旋評価
大腿骨の内顆・外顆を床に対して水平に固定した膝関節伸展位で足関節の両果の位置から脛骨の回旋角度を評価する

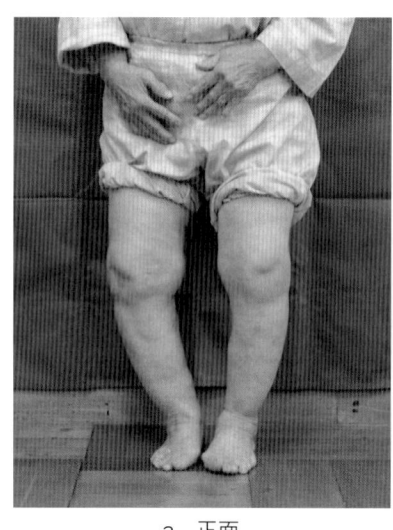 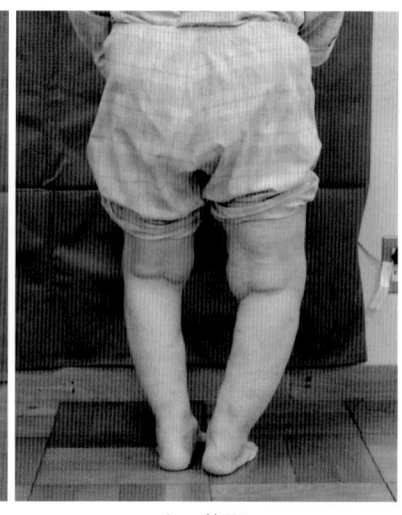

a. 正面　　　　　　　　　　　　b. 後面

図15 膝の解剖学的な異常の影響と足部の内反による上部への運動連鎖の影響の打ち消し合い

回旋の遊びを確認する（**図16**）．健常膝では内側・外側の半月板の動きの大きさの違いなどにより外側コンパートメントの動きのほうが大きい．膝OAでは，前後の運動方向はほぼ正常に近い遊びを有していることが多いが，回旋は制限されている場合が多い．特に安静位でも大腿骨に対して脛骨が外旋位にあり，内旋の遊びが制限されていることが多い．これは膝OAでは脛骨関節面の回旋中心が外側にあるためであり[25]，膝OAでは内側半月板後節の変性断裂が

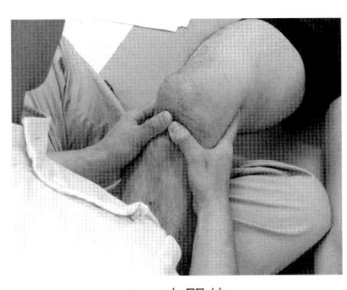 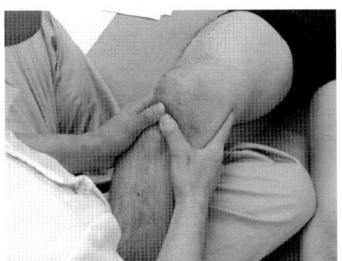 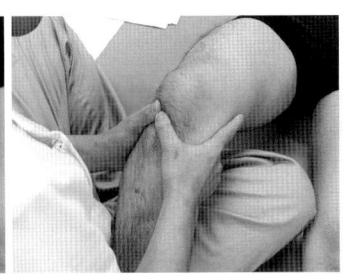

a. 中間位　　　　　　　　b. 内旋　　　　　　　　c. 外旋

図 16　関節の遊びを用いた膝関節の回旋評価

左手の第 2 指を腸脛靱帯，右手の第 2 指を内転筋，両手の第 3・4 指をハムストリングスに沿わせ，運動時の回旋を評価しながら緊張を感じる

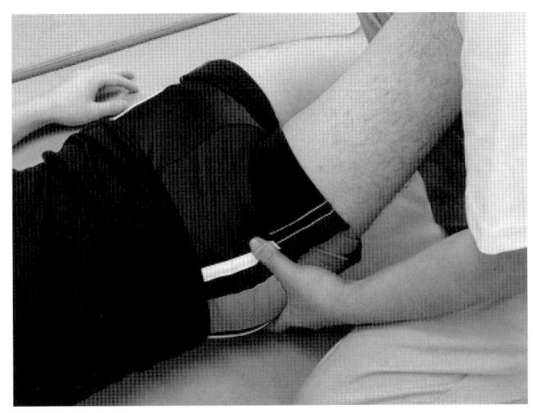

図 17　Ib 抑制を利用したダイレクトストレッチの一例

大腿筋膜張筋を持続的に圧迫し，筋緊張を緩和させる

多いことも，脛骨が外旋化していることを臨床的に支持すると考えられる．また，膝関節には純粋な外反筋がないため，初期接地のKAMに対して大腿筋膜張筋や腸脛靱帯，膝関節では外側側副靱帯や膝窩筋複合体，弓状靱帯，膝窩筋腱などを中心とする受動的な後外側支持機構などが拮抗する．これらの組織の伸展性の低下は内旋制限の原因となる．また，膝OAでは外側ハムストリングスを過剰に収縮させていることも報告されており[26]，筋緊張が高まっていることも内旋制限の原因となる．このような理由に起因した内旋制限に関して柔軟性を回復させることを目的とした治療を行う．

　柔軟性の改善を目的とした治療法として，筋へのIb抑制を利用したダイレクトストレッチと筋の滑走性を改善させる治療を行っている．例えば，緊張の高い筋に対してはダイレクトストレッチを行う（図17）．筋の治療に対する反

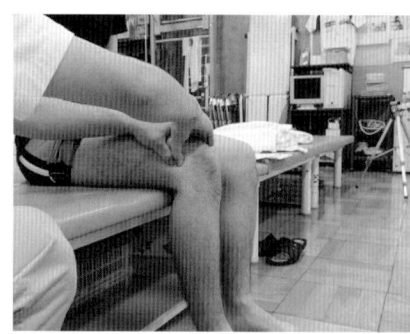 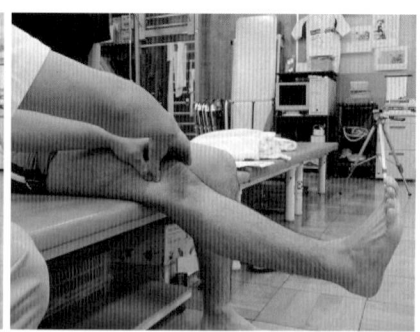

a. 屈曲位 b. 伸展位

図18　組織の滑走性の低下に対するアプローチ
外側広筋と腸脛靱帯の間に指を入れ，軽く自動運動を行わせる．組織と組織を離開するイメージで徐々に指を移動させる

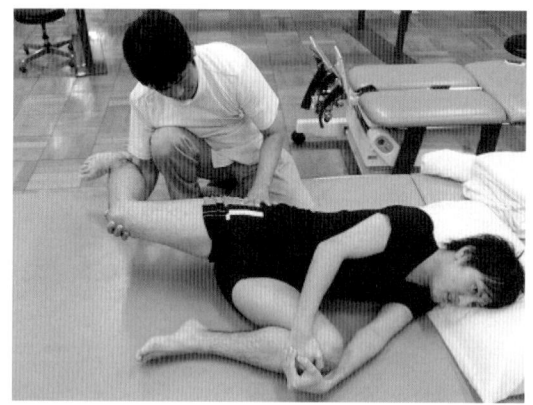

図19　大腿筋膜張筋と腸脛靱帯に対するストレッチ
下方の脚の股関節を最大屈曲位とし，股関節を後傾位に固定した肢位で股関節を内転する

応は短時間で起こることが多く，その反応時間で効果判定を行っている．逆に靱帯や筋膜は治療に対する反応時間が長く，時間をかけて圧迫したり，伸張することにより伸張性を改善させる．そして繰り返し柔軟性の評価を行い，改善が認められたかどうかを判断する．

　筋の滑走性の低下に対しては，目的とする組織と隣接する組織との間に指を入れて，その間を開くように圧迫し，軽く自動運動を行わせる（図18）．特に外側広筋と腸脛靱帯の間，外側ハムストリングスと腸脛靱帯の間の滑走性が低下していることが多い．なお，直接，大腿筋膜張筋と腸脛靱帯を伸張する際には林[27]の報告したオーバーテスト変法を用いている（図19）．

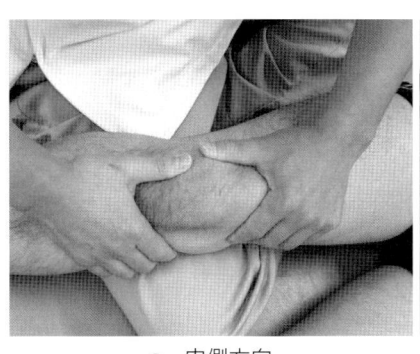 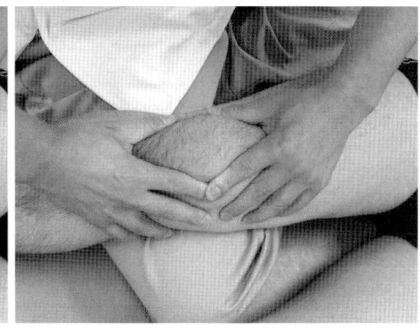

a. 内側方向　　　　　　　　b. 外側方向

図20　膝蓋骨の可動性の評価

膝蓋骨の端に指をかけ，大腿骨の局面に沿わせながら反対側に移動させて可動域を評価する

3 膝蓋骨の可動性の評価

　膝OAでは，膝蓋大腿関節も同時に関節症を起こしていることが少なくない．膝蓋支帯の柔軟性が低下していないかどうか，上下，左右，回旋を評価する（図20）．可動性の低下している場合には，その部分を伸張するように30秒程度のストレッチを繰り返す．また広筋群，特に内側広筋が機能していないことも多く，patella settingを行わせると異常に外側に移動する場合も多い．このように膝蓋骨周囲の受動組織と自動組織を他動運動と自動運動で評価することが重要である．

4 膝関節可動域訓練

　前述の評価を行った後，関節可動域の評価を行う．膝OAでは屈曲・伸展とも可動域制限を認めるが，特に伸展制限は初期接地のKAMを最小化するメカニズムにおいて非常に重要であり，軽度の伸展制限でも歩容不良となる．

　膝OAでは，前述のように脛骨関節面の回旋中心が外側に変位する[25]．これにより内側の移動量が多くなり内側コンパートメントのメカニカルストレスを増加させる．さらに伸展に関しては，健常膝に認められるscrew-home movementが機能していない場合が多い．三次元動作解析を用いた報告では，膝OAではscrew-home movementが減少または消失し，さらには逆screw-home movementのパターンも観察されている（図21）[25]．保存療法の対象となるグレードのほとんどの症例では，大腿骨の内顆・外顆を床に対して水平に固定した状態ではscrew-home movementが観察されるが，そのパターンは多様である．他動運動と自動運動を用いて，大腿骨に対する脛骨の動きを詳細に触診し，

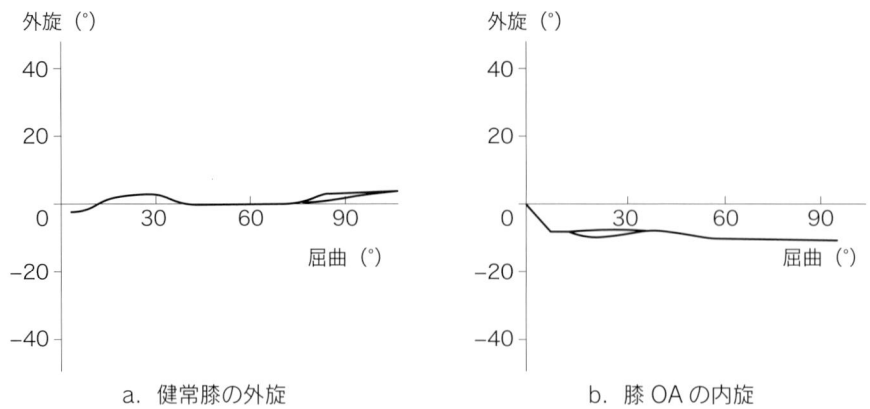

図 21　変形性膝関節症（膝 OA）患者の膝回旋の異常運動パターン（文献 25）より引用）
健常膝では屈曲 30°から最終伸展まで脛骨の外旋が確認できる．膝 OA 患者では内旋を呈する例が多くなる

　運動学的に異常がないか確認する．もし異常があれば，その原因を推測する．screw-home movement の異常により，完全伸展位をとることができなくなると，屈曲拘縮の引き金となっていく．

　まず，ハムストリングスと腓腹筋の伸張テストを行う．すなわち，膝関節伸展位での股関節屈曲と膝関節伸展位での足関節背屈運動を他動的に行い，伸展制限に対してこれらの筋の関与がどの程度あるのかを確認する．伸張制限が認められた場合には，これらの筋のストレッチを十分に行い，膝関節の治療に移行する．

　screw-home movement は，完全伸展に伴う大腿骨に対する脛骨の外旋である．しかし膝 OA 患者では，すでに脛骨近位は外旋傾向にある．これをどう考えるべきであろうか．現在のところ，まずは内旋可動域を確保し，大腿骨と脛骨の正常な位置関係を生理的な運動の中で，できるだけ持続させることが重要ではないかと考えている．そこから内旋させながら伸展したほうがよいか，あるいは外旋しながら伸展したほうがよいかは，現時点では結論が出ていない．

　次に注意をしなくてはならないことは，大腿骨と脛骨の矢状面のアライメントである．すでに膝関節屈曲拘縮を呈する症例を観察すると，大腿骨に対して脛骨が後方に位置していることが多い．よって，膝関節伸展する際には脛骨を前方に引き出し，矢状面の大腿骨とのアライメントを正常化した後に膝関節回旋と伸展の順に操作を行うべきであると考える（図 22）．

　患者の訴えとして，膝関節伸展時に膝蓋骨周囲に疼痛や違和感を訴える例を認める．例えば，このような患者は，関節液は膝関節屈曲時には膝関節下部に移動し，膝関節伸展時には膝関節前方へ移動する．これは膝関節周囲の軟部組

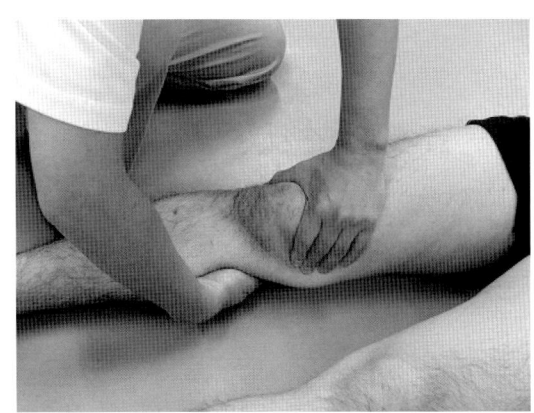

図22 膝関節伸展方向への可動域訓練
脛骨を前方に引き出し，矢状面の大腿骨とのアライメントを正常化した後に膝関節回旋の操作を行い伸展する

織全体の伸張性が低く，関節包の伸張性の低下が関与していると考えられる．よって，膝蓋骨の可動性を改善する際に膝蓋支帯，膝蓋下脂肪体および関節包を伸張する意識をもつと同時に，さまざまな角度での回旋の可動性を確保することが重要である．

　膝関節伸展可動域改善の最終的な目的は，初期接地のKAMを最小化するメカニズムが働く際に大腿骨に対する脛骨の内旋位を保持し，安定した膝関節としての機能を果たせるようにすることである．それゆえ，膝関節軽度屈曲位の内旋位の確保が最も重要である．

　膝関節屈曲方向に関しては，まず屈曲した際に患者が違和感を訴える場所から治療を開始する．多くの場合，膝窩部中央部あるいは外側部のつまり感を訴える場合が多い．これはKAMに対抗する後外側の組織および膝窩筋にストレスが加わった結果，膝関節の伸張性が低下している状態であると考えられる．膝関節内旋の柔軟性を改善し，膝窩部に対してダイレクトストレッチすることで症状の改善が認められた後，同時に膝関節屈曲可動域も増加することが多い．さらに正常の膝で認められるmedial pivot motionを強調する目的で，膝関節を屈曲しながら下腿を内旋させ，脛骨外側顆の動きを改善する方法も用いる（**図23**）．また，端座位での膝関節回旋訓練も回旋可動域を自動運動で改善させるための有効な方法である（**図24**）．

　時折，あまりにも緊張が強く，いわゆる「力が抜けない」症例も多い．このような場合には表面筋電図を利用し，視覚的なフィードバックを用いたり，スリングを用いて自動運動をさせて弛緩させる感覚を感じてもらった後に治療に入ることもある（**図25**）．

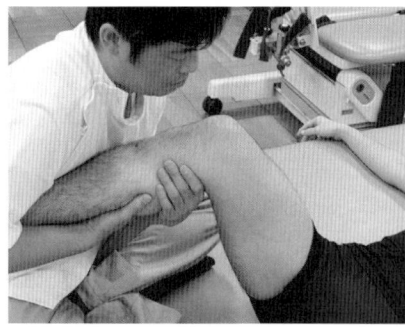 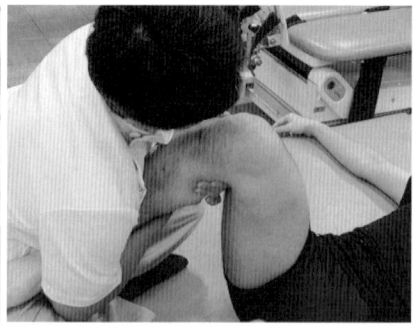

a. 中間位　　　　　　　　b. 屈曲・内旋位

図23　内旋を考慮した屈曲方向への可動域訓練

正常の膝で認められる medial pivot motion を強調する目的で，膝関節を屈曲しながら下腿を内旋させる．下腿を腋窩で挟み込み，脛骨外側顆を前方に引き出しながら行う

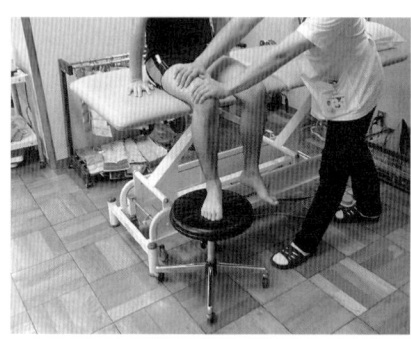 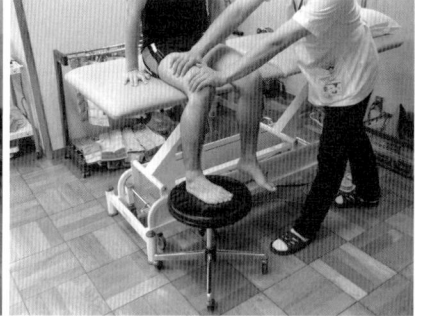

a. 外旋　　　　　　　　　b. 内旋

図24　端座位での自動膝関節回旋訓練

大腿部が動かないように固定し，治療用の回転椅子を用いて回旋の軸に注意しながら行う

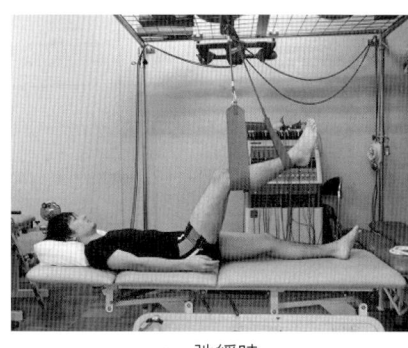 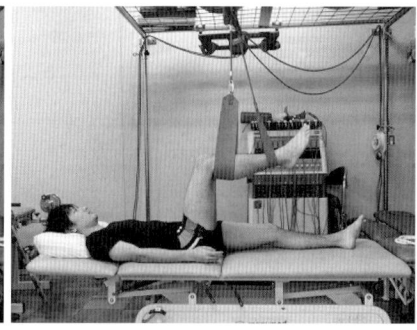

a. 弛緩時　　　　　　　　b. 軽度屈曲位

図25　スリングを用いた筋弛緩訓練

a のような肢位から膝を水平に数 cm だけ，そっと動かすように指示する（b）．この際に股関節の二関節筋が収縮しないように触診しながら行う

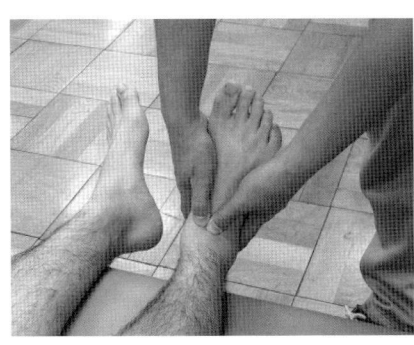 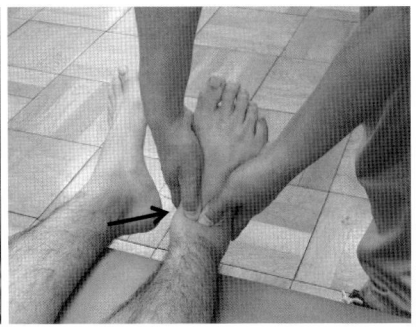

　　　　　a．施行前　　　　　　　　　　　b．施行後
　　図 26　足関節中間位での背屈可動域改善を目的とした可動域訓練
　母指で距骨滑車内側を押し，距骨内側部の後方への移動を促しながら他動的に背屈を誘導する

　重要なことは，曲がらないからむりやり曲げる，伸びないからむりやり伸ばすのではなく，臨床推論を立て，問題と思われる機能を改善した後，結果的に可動域が改善するというプロセスが重要であり，この思考過程がないとただの膝曲げ屋になってしまう．

5 足関節背屈可動域訓練

　膝 OA では外方傾斜した下腿のため，そのまま歩行すると外側接地となる．そのため，足部を外反扁平足にすることで地面に対応していることは，すでに述べたが，このほかに股関節が外転・外旋していること，KAM を減少させる代償的な戦略として toe-out となっていることも外反扁平足を促進させている．このため，足関節を他動的に背屈すると背屈初期は中間位で背屈していくが，その後，抵抗感があり，少し外反させるとスムーズに背屈していく例が多い．これは，歩行時に外反位での背屈動作が繰り返されることにより引き起こされた結果である．ちなみに，外科的にアライメントを変化させる TKA の術後の症例では，距腿関節の違和感や疼痛を訴える例を認める．これは，手術により急激に脛骨が直立化したが，足関節では中間位での背屈可動域が低下しているため起こる現象ではないかと考えられる．よって，保存療法においても可能な限り脛骨が直立するように中間位での背屈角度を確保する必要がある．

　どの程度，足部が変化しているかによるが，まずは距骨下関節の動きを評価する．下腿の外方傾斜が強い場合，距骨は関節窩に対し内転位となり，距骨下関節の内側の動きが低下している場合が多い．足関節中間位で他動的に距骨を後方へ押し込み，特に距骨体内側部が脛骨に入り込むように意識する（図26）．これにより足関節中間位での背屈可動域が改善する場合が多いが，すぐに元に

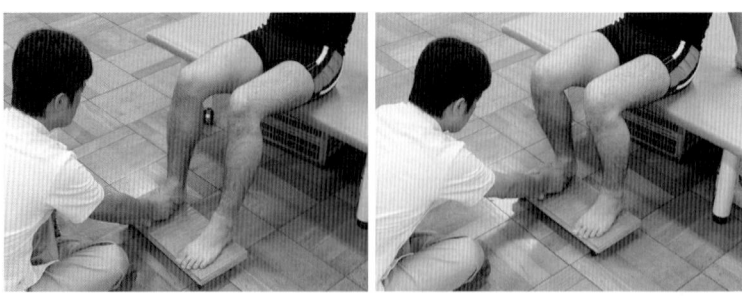

a. 自動介助運動

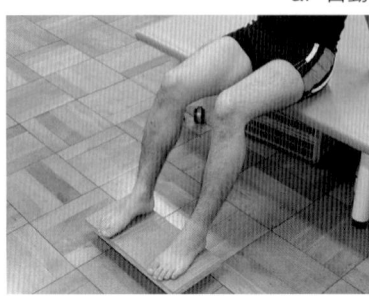 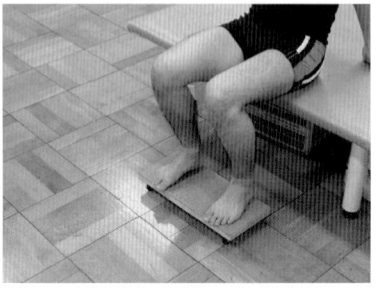

b. 自動運動

図 27　ローラーを用いた自動介助，自動での足関節背屈運動
足関節中間位を意識しながら，自動介助運動を行う．可能となれば自動運動へと進める．下腿の傾斜に注意する

戻ってしまうため，足関節中間位での背屈を意識したローラーを用いた自動介助運動を繰り返し，最後には自動運動まで進めていく（図 27）．

6 股関節可動域訓練

　膝 OA では，股関節は外転・外旋しており，骨盤は後傾していることが多い[28]．股関節の外転は中殿筋の起始停止が近づくため，筋張力の発揮に不利となる．また，骨盤後傾位では外転筋力を発揮する筋の一つである大殿筋の活動が減少し，その代わりに大腿筋膜張筋の活動が増加してくる[29]．矢状面では重心線が股関節の後方を通るため，外部股関節伸展モーメントが作用し，伸展筋を使用する必要が少なくなり，大殿筋の筋萎縮を引き起こす．これらの原因により，膝 OA では外転筋力を発揮しにくい状態になりやすく，単下肢支持期で骨盤を水平に保つ能力が低下しやすいと考える．骨盤の水平保持が困難となると，体幹は遊脚側に傾きやすくなり，重心も遊脚側に移動するため KAM のレバーアームが長くなり，KAM が増大する．よって，股関節の外転・外旋位，骨盤後傾位を改善することが重要である．特に脊椎は一時的にわずかに改善するものの，維持させることが困難な場合が多い．

　まず，大腿筋膜張筋や中殿筋のストレッチ，股関節外旋筋群へのダイレクト

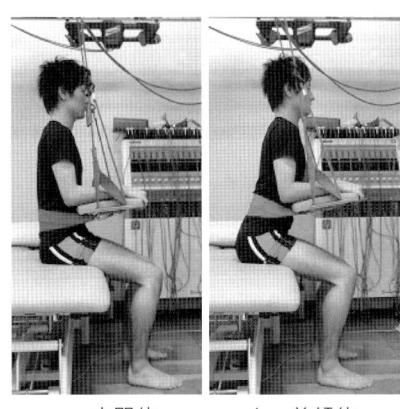

a. 中間位　　b. 前傾位

図 28　スリングを利用した骨盤前傾訓練
頸椎・胸椎を屈曲しないよう，台にもたれるように体重を前方に移動する．
同時に股関節内転・内旋も意識させる

ストレッチを行い，他動的な可動域をできるだけ確保する．そして，内転・外転中間位での股関節屈曲の自動介助運動を繰り返す．注意点としては，いきなり自動運動を行わず，自動介助でできるだけ患者の努力を少なくして行うことである．患者の努力が大きいと独立した股関節の屈曲運動が出現せず，二関節筋を多く用いて代償で屈曲してくることが多い．よって，独立した股関節の単関節運動を感覚として入力させることが重要である．同様に，純粋な股関節外転運動を代償の起こらない範囲から自動介助運動を行う．効果的に行うことができれば，患者の主観として施行前後において股関節が軽くなったとか楽に動くという内省を聞くことが多い．

　骨盤後傾に対しては端座位でアプローチすることが多い．座圧を感じてもらいながら，体幹を屈曲させないで座圧を後方から前方に移動するように指示する．具体的には，「体重をお尻の後ろから太ももの裏側へ移動してください」と指示したほうが理解しやすい．さらに，スリングを用いて行う場合もある．特に，骨盤の前傾と股関節の内転・内旋を意識させる（図28）．

7　立位での治療

　立位での治療の目的は，足部から上部へ運動連鎖が起こるための局所の環境を整えた後，実際に歩行に近い重力環境で初期接地の機能を高めていくことである．

　まず，初期接地でのヒールロッカー機能を高める．立位にて患側を前に出し，

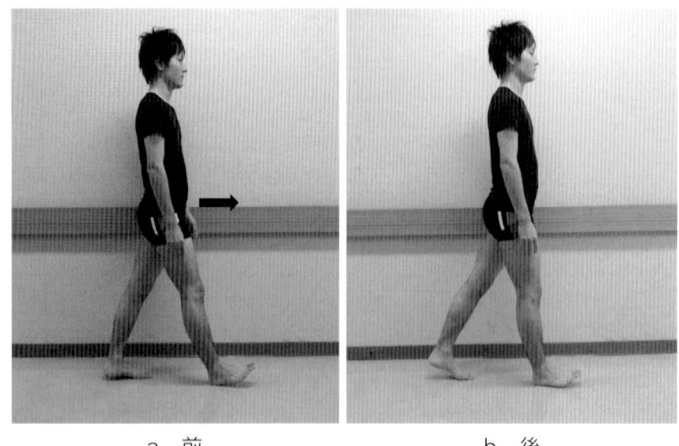

a. 前　　　　　　　　b. 後

図29　ヒールロッカー機能を高めるアプローチ
立位にて患側下肢を前に出し，前脛骨筋を収縮させ，踵に体重をのせながら足関節背屈を維持させる．股関節と体幹が屈曲しないように注意する

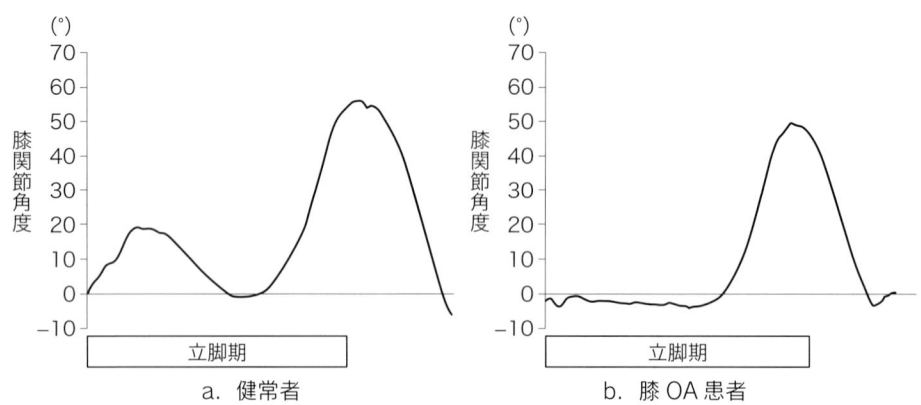

a. 健常者　　　　　　　　b. 膝OA患者

図30　歩行時における健常者と変形性膝関節症（膝OA）患者の膝関節角度の比較
膝OA患者では立脚期の可動域変化が少なく，ダブルニーアクションが認められない

前脛骨筋を収縮させ，踵に体重をのせながら足関節背屈を維持させる（図29）．これはヒールロッカーにより踵を中心としながら脛骨を直立位まで移動させることを学習する目的で行う．膝OAでは，立脚期の矢状面での膝関節の角度変化が少ない（図30）．これは膝OAではヒールロッカーが機能しておらず，すぐに足底が接地し，アンクルロッカーが始まるためではないかと考えられる．
よってヒールロッカーを機能させ，踵接地から立脚中期に足関節背屈を保持し，脛骨を前方へ回転させることが矢状面における足部と膝の同期した動きを改善させると思われる．前額面では，荷重応答期の距骨下関節の回内位から回外位への変化が，下肢を内旋位に導く大きな原動力となる．よって，初期接地

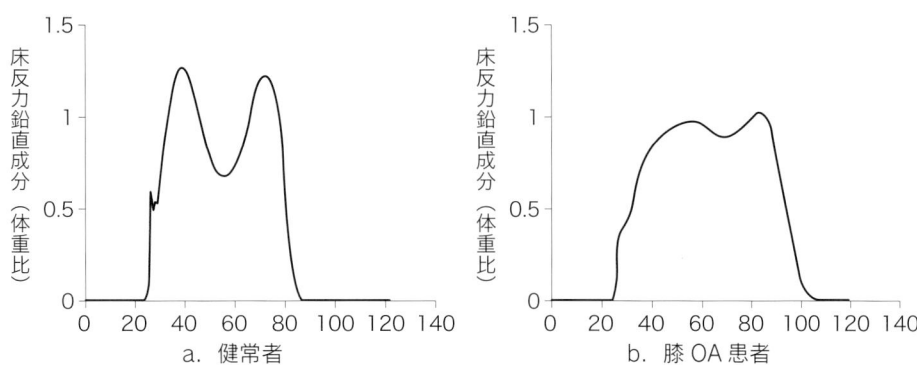

図 31　歩行時における健常者と変形性膝関節症（膝 OA）患者の床反力鉛直成分の比較
健常者では床反力の鉛直成分は二峰化した波形を示すが，膝 OA 患者では床反力の減少は少なく，一峰化する傾向を示す

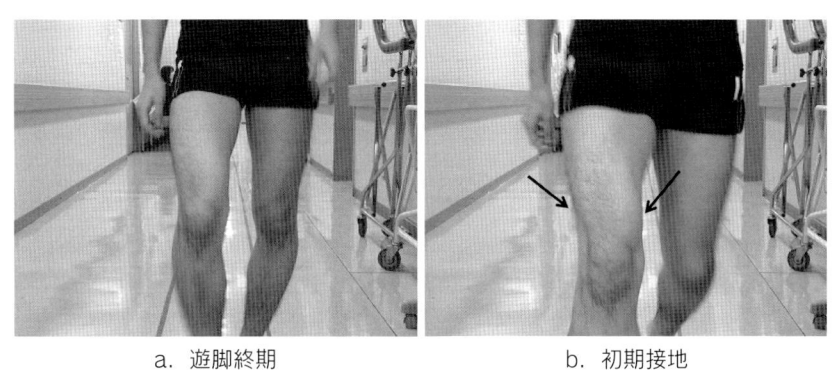

図 32　健常者における初期接地後の広筋群の収縮
矢印に示すように初期接地後に急速な広筋群の収縮を認める

を再構築し，ヒールロッカーを機能させることが KAM を最小にするメカニズムにおいて最も重要な点である．

一側下肢での足関節背屈保持が可能となると，両側での運動を行う．これは，荷重の受け継ぎをスムーズにする目的である．固い地面でなかなかうまくいかない場合は，バランスパッドのように少し柔らかい素材を用いて行うと感覚が入力しやすい．

ヒールロッカーが機能すると脛骨は前方へ移動するが，これを最初に制御するのが大腿四頭筋の広筋群である．これらの働きは膝関節の屈曲速度を減少させ，同時に荷重を吸収するため，床反力の鉛直成分を減少させる[19]．健常者では床反力の鉛直成分は二峰化した波形を示すが，膝 OA 患者では床反力の減少は少なく，一峰化する傾向を示す（図 31）．よって脛骨の前方移動と広筋群による制御が床反力ベクトルを小さくするうえでも重要である．健常者の立脚直後を図 32 に示す．広筋群が収縮し，膝蓋骨が上方に引き上げられていること

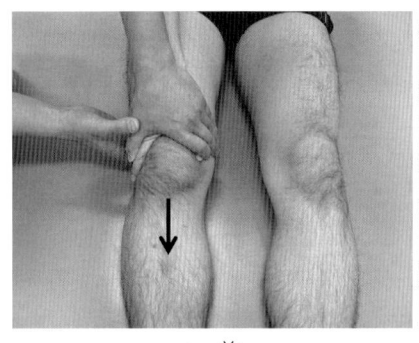
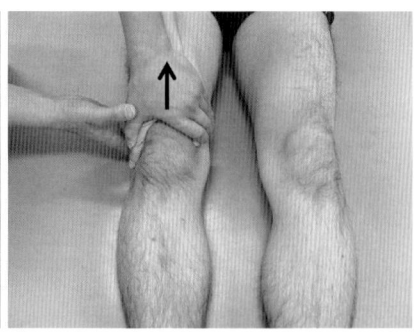

a. 前　　　　　　　　　　　b. 後

図33　広筋群の促通を目的とした patella setting
患者の手の上にセラピストの手を添えて膝蓋骨を遠位に引き下げた後，患者に広筋群を収縮してもらう．収縮に伴う膝蓋骨の動きを患者に触知させ，フィードバックさせる

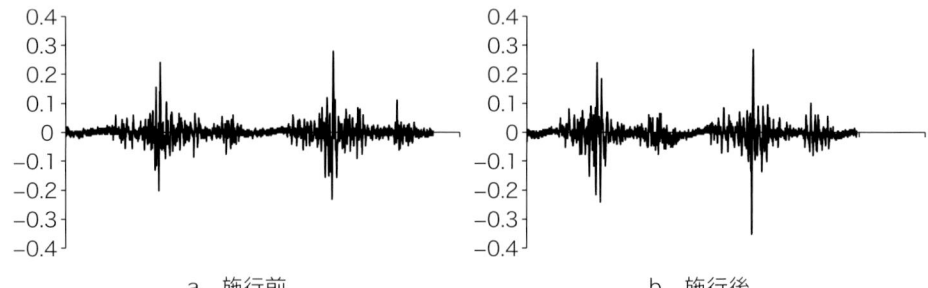

a. 施行前　　　　　　　　　　　b. 施行後

図34　patella setting 前後における歩行時の内側広筋の表面筋電図
施行前は収縮時間が長く，二峰性が明確に認識できないが，施行後では明確にタイミングよく内側広筋が収縮している

がわかる．広筋群に対する治療として patella setting を行っている．一般的な方法であるが，ていねいに行うかどうかで効果も変わってくるので注意する必要がある．まず，健側あるいは症状の軽い側で膝蓋骨が動く感覚を認識させる．長座位にて患者の手とセラピストの手で大腿四頭筋を弛緩させた状態で膝蓋骨を下方に引き下げる．患者に広筋群の収縮を行ってもらい膝蓋骨が上方へ移動する感覚を視覚と手の感覚で感じてもらう．十分にできるようになったら，患側でも同様に行う（図33）．開始当初はうまく膝蓋骨を移動させることが難しい場合が多いが，可能となれば5回を1セットとして10セット行うようにする．図34に，施行前後の内側広筋の筋電図を示す．施行前は収縮時間が長く，明確に認識できないが，施行後では明確にタイミングよく内側広筋が収縮していることがわかる．

さらにこの patella setting は，膝蓋骨が上方へ移動することにより膝蓋靱帯や膝蓋下脂肪体の柔軟性に影響を与える．膝蓋下脂肪体の柔軟性の低下は膝関

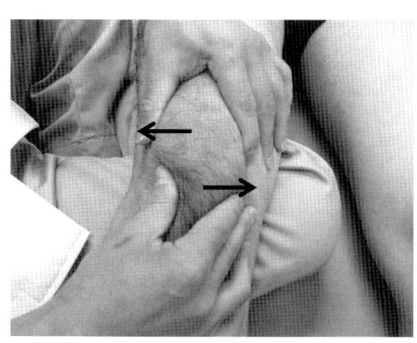

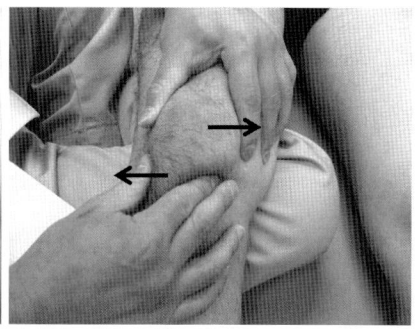

図35 膝蓋下脂肪体の柔軟性を改善するアプローチ
一側の手で膝蓋骨を把持し，もう一側の手で膝蓋靱帯の外側を把持する．そして，横方向に押し合いながら柔軟性を改善させる

節伸展制限の原因となる．治療としては直接，膝蓋下脂肪体に対して柔軟性を向上させる方法を用いるが（図35），歩行の際に広筋群が収縮し，膝蓋骨を引き上げることができれば，歩行自体が膝蓋靱帯や膝蓋下脂肪体の伸張運動を行うことになるのである．

8 股関節に対する治療

　立脚期の股関節に求められる最も重要な機能は，骨盤を水平に保つ能力である．具体的には，荷重応答期から立脚中期にかけて前足に体重が移行していく際の骨盤の反対側の落下，水平回旋，側方移動である．これらのメカニズムにより重心の移動を最小限に抑えている[19]．膝OAでは，前述のようにこれらの機能が低下しており，股関節の機能を改善することが必要である．股関節の機能を高める際において，注意しておかなくてはならないのが立位における重心に作用する重力ベクトルと床反力ベクトルの関係である．例えば，片脚立位を保持するということは重心に作用する重力ベクトルと床反力ベクトルがまったく同じ大きさで，真反対方向を向いており，釣り合った状態であるといえる（図36）．立脚期をイメージした片脚立位を保持させることはよく行われているが，はたして歩行中の状態を力学的にシミュレートできているのであろうか．正常歩行では重心に作用する重力ベクトルと床反力ベクトルが釣り合うことはない．もし釣り合ってしまえば，歩行はその状態で静止してしまう．つまり，正常歩行では重心に作用する重力ベクトルと床反力ベクトルをうまくずらすことで制御しているのである．そして，どのようにずらすかによって歩行速度を調節しており，歩行時の骨盤の機能を高めるためには下肢・骨盤・体幹を利用して，どのように重心に作用する重力ベクトルと床反力ベクトルをずらすかということを学習する必要があるのである．よって，片脚立位を保持するだけで

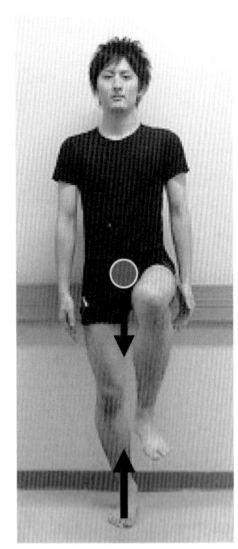

図36 片脚立位時の力の釣り合い

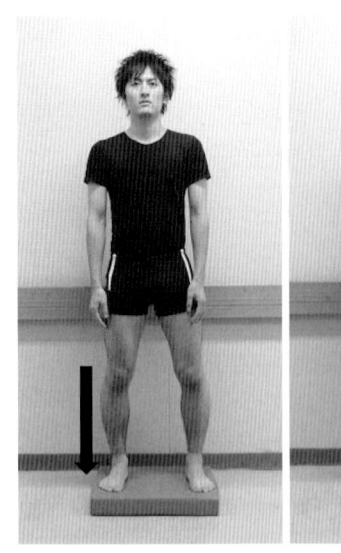

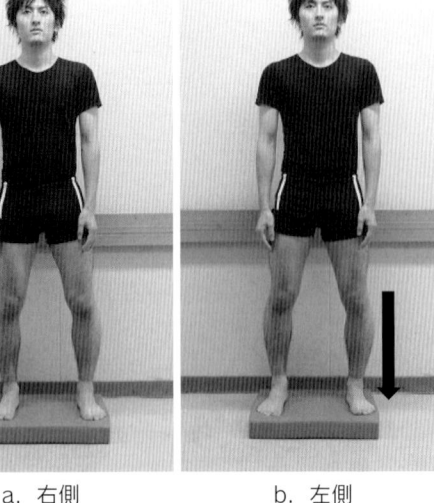

a. 右側　　　b. 左側

図37 身体重心と足圧中心の前額面の協調性を改善するトレーニング方法
重心をできるだけ動かさないようにしながら，足圧中心を左右交互に移動させる（踏み替えさせる）

は釣り合わせる能力は高まっても，ずらす能力は改善しない．そこで，改善させたい機能を考えて重心に作用する重力ベクトルと床反力ベクトルを釣り合わせたいのか，ずらす能力を高めたいのかを考慮した方法を用いるべきである．一例として，身体重心と足圧中心の前額面の協調性を改善するトレーニング方法を示す（図37）[30]．柔らかいマット上で重心ができるだけ動かないようにコントロールしながら足圧中心を素早く移動させる．これにより，重心を中心とした足圧中心を交互に入れ替える感覚を学習させる．その際，床反力ベクトルが重心方向を向かっていることをイメージするとさらに効果的である．

9 歩行速度と歩幅

　膝OAの歩行の特徴として歩行速度の減少と歩幅の減少があることは，すでに述べた．これらは床反力ベクトルを小さくするため，KAMを減少させることに貢献できる．膝OAの歩行はヒールロッカーが出現せず，アンクルロッカーを過剰に使用している．矢状面の床反力ベクトルの傾きをみてみると健常者では，前足は後方に，後足は前方に大きく傾き，推進力と制動力が大きいことが想像できる．しかし，膝OA患者では床反力ベクトルが小さく，かつ傾きも小さい（図38）．これは氷の上を滑らないようにそっと足を置きながら歩いている様子に似ている．歩行速度が遅く歩幅が短ければ推進力を制御する必要

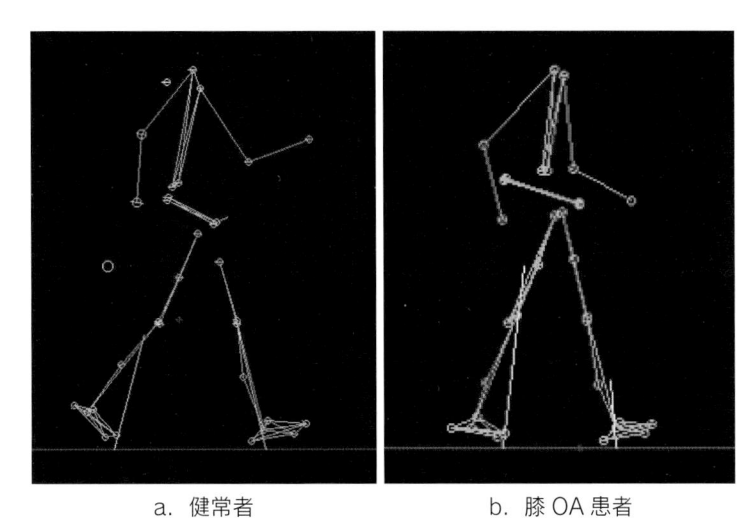

図38 健常者と変形性膝関節症（膝OA）患者の初期接地時にみられる矢状面床反力ベクトルの比較

a. 健常者　　b. 膝OA患者

健常者では前足は後方に，後足は前方に大きく傾き，推進力と制動力が大きいことが想像できる．しかし，膝OA患者では床反力ベクトルが小さく，かつ傾きも小さい

がないため足関節背屈位で初期接地する必要もない．初期接地からのKAMを最小にするメカニズムを起こすために，この状態のままで足関節背屈位での初期接地をしてみたらどうなるだろうか．推進力が少ないにもかかわらず踵で制動すれば，体幹は前方へ移動せず，後ろに転びそうになる．すなわち，足関節背屈位での初期接地が出現するためには，歩行速度がある程度速くなる必要があるのである．

　歩行速度を増加させる因子として歩幅と歩行率の増加がある．これに関して高橋ら[31]は興味深い研究を報告している．健常者と膝OA患者で自由歩行時と最大努力歩行時の歩行速度，歩幅，歩行率を測定したところ，膝OA患者でも約40％の歩行速度の増大が可能であったが，その増大様式は健常者では速度の増大に伴い，歩幅・歩行率がほぼ同程度増加するのに対して，膝OA患者では歩行率は大幅に増大したが，歩幅の増加はわずかであった（**図39**）．これは膝OA患者では速度変化に対して歩幅でなく，主に歩行率を用いて対応しているということを示している．

　われわれは膝OA患者における歩行速度・歩幅およびKAMとの関係を検討した．対象は片側性または両側性膝OAと診断された男性4名，女性12名（平均年齢69.8歳）の16肢とした．両側性膝OAではより疼痛が強く，Kellgren-Lawrence分類で重症度の高い肢を計測肢とした．測定下肢の内訳はグレードⅢが11名，グレードⅣが5名であった．また，健常群として男性8名の15肢

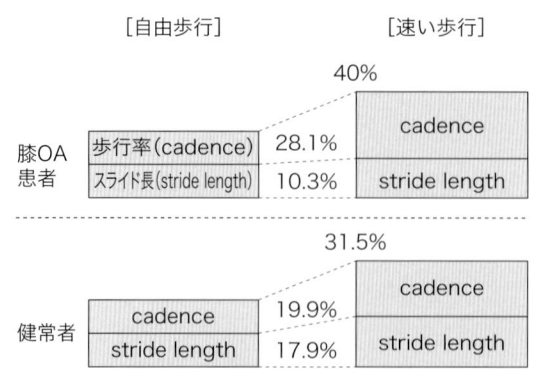

図39 健常者と変形性膝関節症（膝OA）患者の歩行速度増大様式の比較（文献31）より引用）

健常者では速度の増大に伴い歩行率，ストライド長の双方がほぼ同程度増大するのに対して，膝OA患者では歩行率の大幅な増大とは対照的に，ストライド長の変化はわずかである

（平均年齢23.2歳）を対象とした．

歩行時の床反力とKAMは，床反力計と三次元動作解析装置を用いて計測した．歩行条件は，裸足で自由歩行速度とした．マーカーは33カ所に貼付し，解析ソフトを用いて歩行速度および歩幅，KAMを算出した．

統計学的検定はピアソンの相関係数を用いて膝OA患者と健常者の両者における歩行速度および歩幅，KAMとの相関関係を検討した．なお，有意水準は5％とした．

興味深いことに，健常者では歩幅はKAMと相関関係を認めないが，歩行速度とKAMとの間には正の相関関係を認めるのに対して，膝OA患者では逆に，歩幅とKAMとの間に負の相関関係を認め，歩行速度とKAMとの間には相関関係を認めなかった．すなわち，膝OA患者では歩幅が短くなるほど，KAMが大きくなり，KAMの増大には歩行速度は影響を及ぼさないということである（**表4**）．これらのことからもKAMを減少させることを目的とした理学療法を施行する際に，歩幅を増加させることが重要であることが示唆される．

それでは，なぜ膝OA患者では歩幅を長くできないのであろうか．歩幅に影響を及ぼす因子としてZatsiorkyら[32]は，①骨盤の回旋，②遊脚側の股関節屈曲，③遊脚終期の膝関節伸展，④立脚期のプッシュオフ作用をあげている．股関節屈曲と膝関節伸展は遊脚側，プッシュオフ作用は立脚側である．膝OA患者は初期接地時には健常者よりも膝関節屈曲位であり，これは歩幅に影響を及ぼす一因であると考えられる．しかし，膝OA患者に「前足をしっかり遠くに

表4 健常者と変形性膝関節症（膝OA）患者における外部膝関節内反モーメントと歩幅および歩行速度との関係

a. 健常者

	相関係数	危険率
歩幅	0.50	NS
歩行速度	0.90	$p<0.01$

b. 膝OA患者

	相関係数	危険率
歩幅	−0.54	$p<0.05$
歩行速度	−0.37	NS

ついて」と指示しても歩幅はあまり変化しないことが多いため，前足のみの機能で歩幅が改善するとは考えにくい．また，両側性の膝OA患者に一側のみTKAを施行しても，術側の歩幅のみが改善することはほとんどない．

プッシュオフ作用について考えてみる．立脚終期から前遊脚期では，足関節がヒラメ筋と腓腹筋によってほぼロックされており，脛骨の前進に伴い，踵が挙上する．中足骨頭の丸い輪郭および基節骨底の連結はフォアフットロッカーとして働き，床反力ベクトルを前方に移動させる．身体重心が中足骨頭の運動軸より前方へ移動すると，足部は身体に伴って回転するため，踵はより大きく挙上し，背屈モーメントを発生し続け，前方への回転力により，受動的な推進力が発生する[19]．もし，フォアフットロッカー機能が低下していると，前足部で体重を保持することが困難となり，すぐに反対側の初期接地に移行する．すなわち，歩幅が短くなる．フォアフットロッカー機能を最大限に利用することで前足が立脚するまでの時間を稼ぐことが，歩幅を長くする能力なのである．

フォアフットロッカーを機能させるためには踵が浮いている間，中足趾節関節が地面と接し，作用点となり，距腿関節を支点としたテコとなって，その形を維持する．作用点と支点との間の連結が脆弱であれば，その形を維持することができない．そのため健常者では，立脚後期では距骨下関節が内反し前足部の剛性を高めることにより対応している[19]．

図40に健常者における自由歩行と大股歩行の床反力鉛直成分，足関節背屈角度，外部足関節背屈モーメントを示す．大股歩行では床反力鉛直成分の後半部分が高くなり，足関節はより背屈し，大きな背屈位を保つことにより，外部足関節背屈モーメントに抗している．

足関節背屈位での前足部荷重を保つためには，まず大きな外部足関節背屈モーメントに対応するために下腿三頭筋が十分に活動しなくてはならない．その場合，足関節の背屈は前足が接地するまで維持される．前述のように膝OA患者では中間位での背屈可動域が減少している場合が多いため，この点でも十分な足関節の可動域を獲得することが重要である．

健常者の立脚終期では，中足趾節関節は背屈位を保つ．この背屈により足底

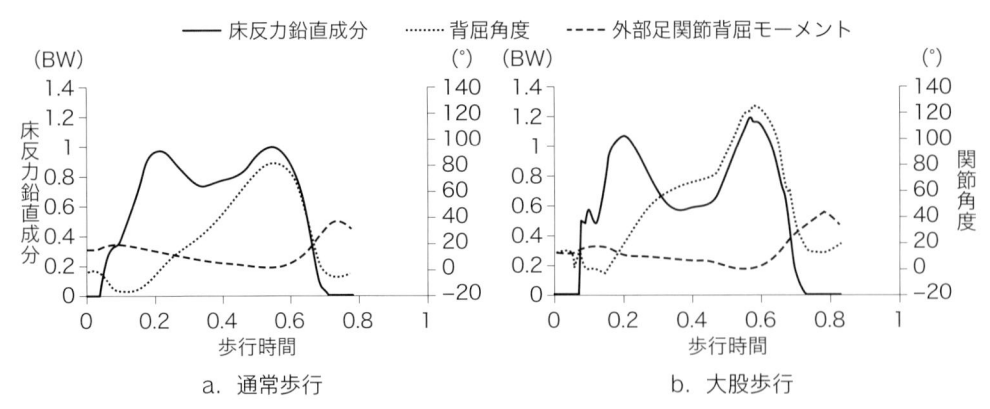

図40 健常者における自由歩行と大股歩行の床反力鉛直成分，足関節背屈角度，外部足関節背屈モーメントの比較

大股歩行では床反力鉛直成分の後半部分が高くなり，前後成分の後方への力も大きくなる．足関節はより背屈し，大きな背屈位を保つことにより，外部足関節背屈モーメントに抗している

　筋膜が伸展し，足部アーチが巻き上げられ，挙上するウィンドラスの巻き上げ機構が働く．足関節背屈位での足趾の屈曲がフォアフットロッカーで最も重要な部分であり，この機能が前足部での荷重の安定性に寄与する．しかし，膝OA患者では地面と適応するために足部アーチを低下させている場合が多いため，内側縦アーチの機能が発揮できない．また，横アーチは中足骨の配列を制御するため，横アーチの低下は中足骨頭部での荷重が大きくなる．これは，前方移動には有利であるが，安定性に乏しくなる．膝OA患者の横アーチは低下しており，それに伴う外反母趾が多く，第2中足骨頭部に胼胝を認めることも多い．前方移動が早くなれば，前遊脚期の時間が稼げなくなり，やはり歩幅が短くなってしまう．Mündermannら[11]は床反力を用いて検討した結果，膝OAでは早期に前足に体重を移動させる戦略をとっていると報告している．これはフォアフットロッカーが十分に機能せず，前足が移動する時間を確保できないことを示唆していると考えられる．

　このように，フォアフットロッカーは膝OAの歩幅に大きく関連している．これに対して，現在効果的と思われるのは足底内在筋の活性化による足部アーチ機能の改善である[33]．まず，足底内在筋群の開排と伸張を他動的に行う．そして，端座位にて両足をついた状態で足趾の伸展と開排を行う．これは母趾外転筋や小指外転筋，足趾の伸筋群の機能を向上させるだけでなく屈筋群の伸張効果も期待している．膝OAでは，この段階でできないことも多い．特に足部アーチの低下が強いと，外転できない場合が多い．その際にはこの段階で自動介助運動を行い，動きを学習させて次の段階に進むほうがよい．可能となれば，この状態を保ったままで踵の挙上を行う（**図41**）．正確にできれば足部のすべ

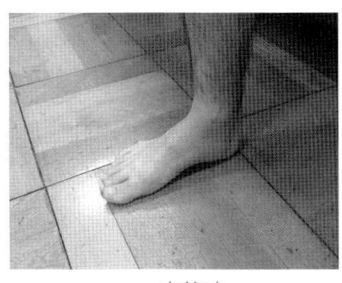

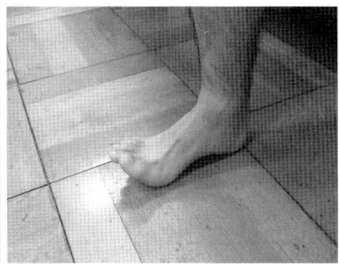

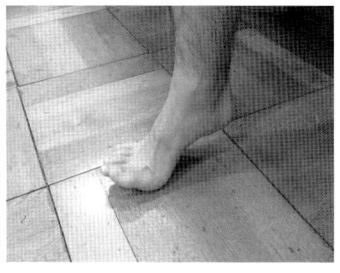

a. 安静時　　　　　　　b. 足趾の伸展・開排　　　　　　c. 底屈

図41　フォアフットロッカーを促通するための足部アーチ機能改善のアプローチ

足底内在筋群の開排と伸張を他動的に行う．そして，端座位にて両足をついた状態で足趾の伸展と開排を行い，可能であれば踵の挙上も行う

てのアーチが機能し，母趾球と小趾球のみで荷重する感覚を得ることができる．もし，自分で試すと，この感覚がプッシュオフ作用の時の感覚とまったく同じであることに気づくと思う．すなわち，これが距骨下関節が内反し，足部アーチが機能して中足趾節関節が十分に背屈した安定性のある理想的な前足部荷重の状態である．可能であれば端座位で足をついた状態からこの状態まで下腿三頭筋の収縮を意識しながらゆっくりと繰り返す．そして，立位でこの足部の状態を維持することが可能となれば，最終的にこの状態で歩行を繰り返す．

このようにフォアフットロッカーの機能を改善させることにより，中足趾節関節が背屈位で底屈筋力を発揮し，前足が空中に滞在する時間を稼ぎ，歩幅を延長させ，歩行速度を向上し，推進力が増加した結果，制動力が必要となり足関節背屈位での初期接地が起こる環境に近づけることが重要であると思う．

10 運動器疾患と共同運動

　共同運動とは，単一の運動を他の運動と無関係に独立して行うことができず，常に他と共同して，しかもある定まったパターンに従って，その一部としてしか行うことができない状態のことである．一般的には中枢性疾患で認められるが，運動器疾患でも疼痛が強い状態が持続した場合やTKAなどの術後に共同運動様の状態を示すことがある．

　例えば，非常に緊張の強い患者がベッドに横たわったり，下肢全体を緊張させて他動運動が困難な場合，その時の足関節は，内反尖足の位置で固定されていることが多い（図42）．この状態は下肢の伸展パターンとよく似ており，股関節や膝関節，あるいは足関節のみを動かすように指示しても，分離して動かすことができない．また，自動運動の際に過剰な筋活動，特に二関節筋を多用している場合が多い．この時，患者は「足が重い」とか「自分の足ではないよ

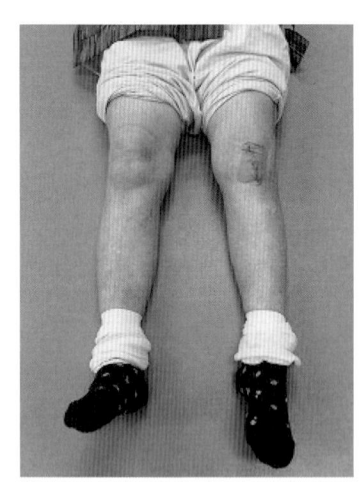

図42　背臥位における伸展パターンを示す一例（左UKA術後）
下肢全体を緊張させており，膝伸展筋を常に収縮させ，足部は内反尖足を呈している

うな気がする」など，下肢の認知に異常を示唆する主訴を呈する．

　このような状態で他動運動を施行しても，セラピストと患者が力比べをするだけで，効率的な関節運動を引き出すことはできない．まずは緊張を正常化する必要があるが，「力を抜いてください」などの口答指示では，なかなか弛緩することが困難である．これに対する背臥位でのアプローチ方法として，健側と患側との運動感覚の違いを認知することを利用すると弛緩しやすい．まず，健側での足関節自動底屈・背屈運動あるいは内がえし・外がえし運動を行い，運動感覚を感じてもらう．次に患側でも同様の運動を行うが，運動感覚が異なっており，自動可動域も低下している場合が多い．さらに再び健側での運動を行い，その感覚をしっかり感じるように指示する．そして，関節運動は行わないで，頭の中で健側の感覚で患側の足関節を動かすイメージをしてもらう．最初はうまくイメージできないこともあるが，その際には再度，健側の運動で感覚を感じてもらい，イメージを行う．そして，イメージができれば実際に患側の足関節を動かしてもらう．この時，イメージと実際の運動時の感覚が大きく異なっていれば，「動かしにくい」とか「重い」などと訴えることが多い．これを繰り返していくとある時，急に動かしやすくなり，感覚も可動域も健側にほぼ近い状態になることができる．この状態で他動的に膝関節を動かすと筋緊張が正常化しており，容易に可動域が改善し，独立した単関節運動を引き出すことができる．筆者は，このように運動感覚とイメージを用いた誤差学習を使用することにより共同パターンから脱出させ，運動を開始するようにしている．

　共同運動は端座位・立位でも認めることがある．端座位では座圧が健側に移動している．また患側の殿部はわずかに挙上し，骨盤は挙上・後方回旋，体幹は立ち直るように側屈，患側に回旋している．下肢は伸展筋が優位となり，膝

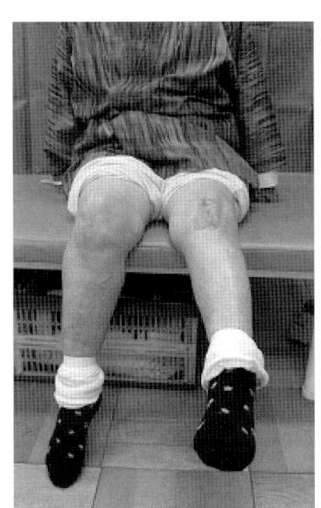

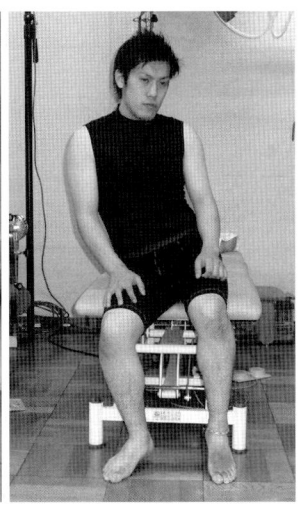

a. 左 UKA 術後患者　　　b. シェーマ

図 43　端座位における伸展パターンを示す一例（左UKA 術後）

端座位では座圧が健側に移動している．患側の殿部はわずかに挙上し，骨盤は挙上・後方回旋，体幹は立ち直るように側屈，患側に回旋している．下肢は伸展筋が優位となり，膝関節伸展，足関節底屈・内反の姿勢を呈している

関節伸展，足関節底屈・内反の姿勢をとることが多い（図 43）．すなわち，上肢は屈曲パターン様，下肢は伸展パターン様の姿勢である．この場合，体幹の回旋，肩峰の高さに左右差を呈し，腰痛や健側の肩周辺の重さを訴える患者もいる．筆者は，このような状況に対して坐骨結節の座面に触れている感覚を利用している．まず，両方の坐骨結節が感じられるかどうかを確認する．感じられない場合は患者の両手を座面に挟み，坐骨結節を手で触れることで感じさせる．感じられるようになったら，その感覚に左右差があるかどうかを聞いてみる．座圧の差が大きい場合には，患側の坐骨結節がよくわからなかったり，健側ははっきりわかるが，患側はぼやっとしているなどの左右差を訴えることが多い．そこで，患者自身により座面をしっかり床につけて，殿部を動かして坐骨結節の感覚がわかるまで継続させる．その結果，坐骨結節の感覚が左右同じになると，共同パターンも改善していることが多い．一方，立位ではいわゆる休めの姿勢をとり，下肢伸展パターン様，上肢屈曲パターン様になっていることが多い（図 44）．この状態で歩行を行えば，いわゆる stiff knee gait となりやすい．また，健側の肩甲帯を挙上するため，健側の肩こりを訴える患者も多い．これに対しては足圧の左右差の再学習を利用することで改善する．

このように運動器疾患でも共同運動様の姿勢が観察されることがあり，これ

図44 立位における伸展パターンを示す一例（左UKA術後）

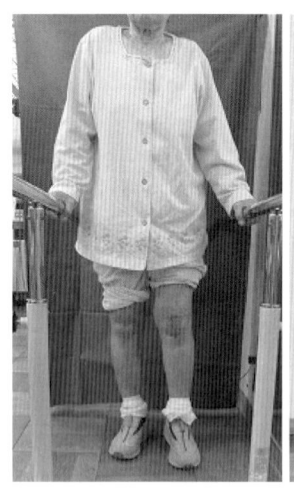

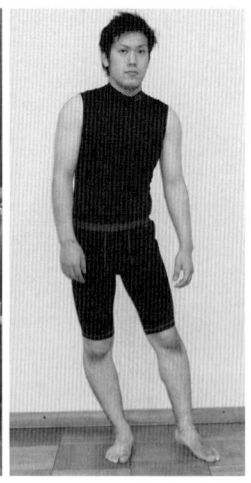

a. 左UKA術後患者　　b. シェーマ

立位では，いわゆる休めの姿勢をとり，下肢伸展パターン様，上肢屈曲パターン様になっていることが多い．左（患側）の骨盤で下肢を引き上げているため，体幹が左（患側）に側屈している

を改善し，運動ができる準備状態をつくることが重要である．すなわち，運動ができる環境をつくることが治療の第一歩であると考えている．

おわりに

　現在，筆者の考える膝OAに対する保存療法の考え方を述べた．従来，膝OAの理学療法では術後の理学療法が重要視される傾向があった．しかし，理学療法士の増加により，クリニックなどでいままで物理療法だけで対応していた患者に対して，運動療法を行うことが徐々に可能となってきた．まだまだ，診療報酬上の問題もあるが，今後さらに膝OAに対して保存療法で理学療法士が結果を出すことが重要になってくると考えられる．理想としては，運動器に関わる理学療法士は整形内科医の役割を果たすべきであると考えている．膝に痛みをもつ患者が病院やクリニックを受診する．整形外科医は手術の適応かどうかを判断し，患者と相談後，保存療法が選択されると，薬物療法を行い，理学療法士に保存療法を依頼する．理学療法士は運動療法と物理療法を駆使して，その症状の改善と進行を可能な限り遅らせる努力を行い，定期的に医師が診断し，その進行状況をチェックする．そして，どうしても症状が改善せず，手術

の適応となる状況になったと判断された段階で，整形外科医が手術を行い，理学療法士が術後の理学療法を施行することで可能な限り早期に社会復帰をさせる．そして，定期的な診察の際には整形外科医が膝関節をチェックするとともに，理学療法士は歩行などをチェックし，低下している機能がないかどうかを評価する．必要な場合には短期集中型の理学療法を施行し，機能を向上させる．このようなシステムになるためには多くの問題があるが，ぜひこのような状況になるよう理学療法士は努力しなくてはならない．

　2011年4月より，筆者は理学療法士養成大学に勤務することになった．今回述べた治療の考え方は決して科学とはいえない．研究者の端くれとなった今，本当に真実なのかどうかを一つひとつ科学的に確認していくことが筆者に与えられた今後の仕事だと思っている．

文 献

1) Yoshimura N, et al：Prevalence of knee osteoarthritis, lumbar spondylosis and osteoporosis in Japanese men and women：the research on osteoarthritis/osteoporosis against disability study. *J Bone Miner Metab* **27**：620-628, 2009
2) 吉村典子：運動器疾患の疫学1—地域コホート研究による運動器疾患の疫学．治療学 **44**：46-50, 2010
3) 古賀良生：変形性膝関節症の概念と治療方針．古賀良生（編）：変形性膝関節症—病態と保存療法．南江堂，2008，pp2-17
4) Knecht S, et al：A review on the mechanical quality of articular cartilage；Implication for the diagnosis of osteoarthritis. *Clin Biomech* **21**：999-1012, 2006
5) Kellgren JH, et al：Radiological assessment of osteoarthritis. *Ann Rheum Dis* **16**：494-502, 1957
6) 古賀良生，他：疫学．小林　晶（編）：変形性膝関節症．南江堂，1992, p3
7) Baliunas AJ, et al：Increased knee joint loads during walking are present in subjects with knee osteoarthritis. *Osteoarthr Cartilage* **10**：573-579, 2002
8) Gök H, et al：Kinetic and kinematic characteristics of gait in patients with medial knee arthrosis. *Acta Orthop Scand* **73**：647-652, 2002
9) Kim WY, et al：A new biomechanical model for the functional assessment of knee osteoarthritis. *Knee* **11**：225-231, 2004
10) Sharma L, et al：Knee adduction moment, serum hyaluronan level, and disease severity in medical tibiofemoral osteoarthritis. *Arthritis Rheum* **41**：1233-1240, 1998
11) Mündermann A, et al：Secondary gait changes in patients with medial compartment knee osteoarthritis：Increased load at the ankle, knee, and hip during walking. *Arthritis Rheum* **52**：2835-2844, 2005
12) Wada M, et al：Relationships among bone mineral densities, static alignment and dynamic load in patients with medial compartment knee osteoarthritis. *Rheumatology (Oxford)* **40**：499-505, 2001
13) Thorp LE, et al：Bone mineral density in the proximal tibia varies as a function of static

alignment and knee adduction angular momentum in individuals with medial knee osteoarthritis. *Bone* **39**：1116-1122, 2006
14) Hurwitz DE, et al：Knee pain and joint loading in subjects with osteoarthritis of the knee. *J Orthop Res* **18**：572-579, 2000
15) Hunt MA, et al：Associations among knee adduction moment, frontal plane ground reaction force, and lever arm during walking in patients with knee osteoarthritis. *J Biomech* **39**：2213-2220, 2005
16) Prodromos CC, et al：A relationship between gait and clinical changes following high tibial osteotomy. *J Bone Joint Surg Am* **67**：1188-1194, 1985
17) Wang JW, et al：The influence of walking mechanics and time on the results of proximal tibial osteotomy. *J Bone Joint Surg Am* **72**：1905-1909, 1990
18) Al-Zahrani KS, et al：A study of the gait characteristics of patients with chronic osteoarthritis of the knee. *Disabil Rehabil* **24**：275-280, 2002
19) Perry J（著），武田 功（総括監訳）：ペリー歩行分析―正常歩行と異常歩行．医歯薬出版，2007
20) Perry J：Anatomy and biomechanics of the hindfoot. *Clin Orthop Relat Res* **177**：9-15, 1983
21) Neymann DA（著），嶋田智明，他（監訳）：筋骨格系のキネシオロジー．医歯薬出版，2005
22) Mann R, et al：Phasic Activity of Intrinsic Muscles of the Foot. *J Bone Joint Surg Am* **46**：469-481, 1964
23) Mann RA：Biomechanics of the foot. American Academy of Orthopedic Surgeons（ed）：Atlas of Orthopetics―Biomechanical Principles and Application. Mosby, St. Louis, 1975
24) Bousquet G, 他（著），塩田悦仁，他（訳）：図解・膝の機能解剖と靱帯損傷．協同医書出版社，1995
25) 古賀良生：運動解析による変形性膝関節症の病態．古賀良生（編）：変形性膝関節症―病態と保存療法．南江堂，2008, pp88-92
26) Lynn SK, et al：Effect of foot rotation on knee kinetics and hamstring activation in older adults with and without signs of knee osteoarthritis. *Clin Biomech* **23**：779-786, 2008
27) 林 優：腸脛靱帯炎に対する運動療法と足底挿板療法．整形外科リハビリテーション学会（編）：関節機能解剖学に基づく整形外科運動療法ナビゲーション―下肢・体幹．メジカルビュー社，2008, pp104-107
28) 木藤伸宏，他：内側方変形性膝関節症の歩行時の運動学・運動力学的特徴．別冊整形外科 **53**：180-188, 2008
29) 加藤 浩：多関節運動連鎖からみた変形性股関節症の保存的治療戦略―理学療法士の立場から．井原秀俊，他（編）：多関節運動連鎖からみた変形性関節症の保存療法―刷新的理学療法．全日本病院出版会，2008, pp116-138
30) 建内宏重，他：関節相互の運動を正常化する―多関節の運動協調性の改善．嶋田智明，他（編）：実践MOOK理学療法プラクティス 変形性関節症―何を考え，どう対処するか．文光堂，2008, pp120-131
31) 高橋昭彦，他：変形性膝関節症の理学療法効果検証への取り組み―歩行障害に対するアプローチを中心に．理学療法 **17**：661-670, 2000
32) Zatsiorky VM, et al：Basic kinematics of walking. Step length and step frequency. A review. *J Sports Med Phys Fitness* **34**：109-134, 1994
33) 加賀谷善教：足関節周囲組織のセラピューティック・ストレッチング．理学療法 **27**：1105-1112, 2010

第2章

臥薪嘗胆

私の歩み

臥薪嘗胆：目的のために苦労を重ねること

昔の中国からきた言葉．「ある王は薪の上に臥せて，またある王は熊の苦い胆をなめて復讐心を忘れず，ついに仇をとった」という．

現在に至るまで

PT 学生時代

　高校卒業後，国立善通寺病院附属リハビリテーション学院（以下，善通寺リハ）に入学した筆者であったが，理学療法にはまったく興味が沸かなかった（図1）．なぜなら，理学療法のことをほとんど知らずに入学したからである．最近の学生に志望動機を聞いてみると，しっかりとした目的を持っていることに驚かされる．その理由は，家族が病気になった際に担当した理学療法士の仕事ぶりを見たり，部活動で自分がケガをした際に理学療法士に治療してもらった経験をもとに志願している学生が多いからである．非常にすばらしいことだと思う．さらに驚くことに，入学前に職場体験や長期の休みを利用し病院見学に行って理学療法士の現場を見学している学生もいるくらいである．よく，最近は目的意識の低い学生が多いとの声を聞くことがあるが，筆者の知るかぎり，現在のほうが理学療法士の具体的なイメージを持っている学生が多く，決して悲観することはないと思う．逆に，筆者は自分のことを思い出すと恥ずかしくて今の学生に何かをいう資格はない．あえて言わせてもらうと，今の学生は入学時の目的意識が低いのではなく，学校教育と就職後の卒後教育で，その目的

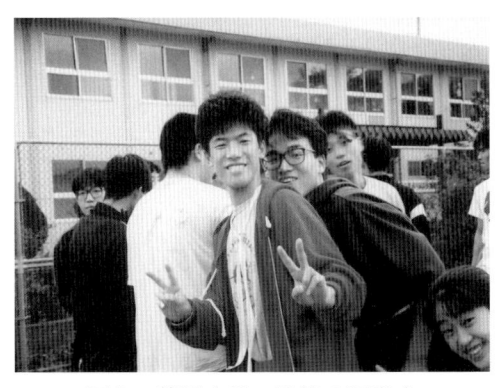

図1　善通寺リハ時代の運動会

意識を向上させる過程に問題があるのではないだろうか．筆者の場合は，とりあえずこのような状態であったため，当然のごとく学校はサボりがちになり，なんとか定期試験の受験資格が得られる出席状態を保つことが精一杯であった．その結果，担任の長尾哲也先生（現三豊市立西香川病院）からは再三呼び出しされ，お説教をいただいたが，理学療法のおもしろさがわからないからには，いくら怒られてもなかなか積極的に学ぶ気にはなれなかった．

臨床実習前と実習後

　2年生になった夏，はじめて評価実習に行くことになった（図2）．最初に行かせてもらったのは三豊総合病院であった．当時，三豊総合病院は厳しい実習地であると先輩からも聞かされており，極度の緊張状態で月曜日の朝，訓練室を訪れた．国立善通寺病院以外の訓練室に入ったことがなかったため，一緒に行った同級生の藤井（現阪本病院）とよくわからないまま訓練室に入ると，普段着の男性が治療用ベッドの上で女性の患者さんの下肢の可動域訓練を行っていた．はじめは家族の人かなと思っていたが，どうも様子がおかしい．なぜなら，訓練室に入ってこられる患者さんを全員呼び止めて，順番にベッドに寝かせて治療をしているからである．そう，これが故松永義博先生とのはじめての出会いであった．そしてこれからの1週間で，はじめて理学療法というものを強烈に意識し，自分が理学療法士になるのだということを実感するようになるのである．

　三豊総合病院での実習は，これまで学校で習った概念を覆されるようなことの連続であった．関節可動域（ROM：range of motion）を測定しようと角度計を手にすると，「角度計なんか必要ない．目で測定しろ．細かい角度にとらわれるよりも，なぜ曲がらないか理由を考えるほうが重要だ」と言われた．また，松永先生からは「角度や筋力だけを考えるのは幼稚園の理学療法士で，細胞まで考えて理学療法をするのが大学生の理学療法士だ」と言われた．その時はよくわからなかったが，今になり，その意味が少しわかったような気がする．松永先生は，筆者が今まで出会った理学療法士の中で一番純粋に学問として理学療法を突き詰めようとしていた先生だったと思う．実習の間，松永先生は治療をしているか，もしくは外国の文献を読んでいるか，どちらかの姿しか見たことがなかった．何よりその存在が恐ろしくて，自分からそばに近寄ることができなかった．

　午前の診療が終わると，われわれ実習生は松永先生からホワイトボードを

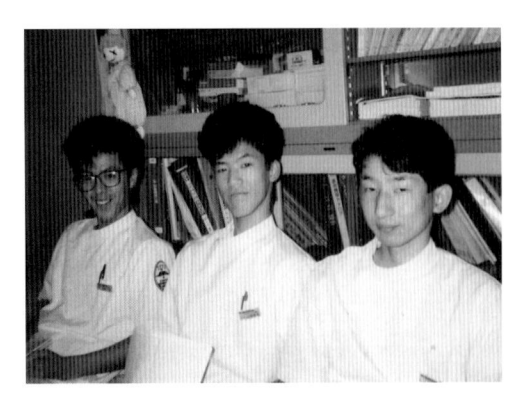

図2　臨床実習時代

持ってくるように言われた．そこから，教科書なしの強烈な松永講義が始まった．脳や筋，神経の生理学について，機関銃のような講義が毎日行われた．ただ，まったく自分の頭がついていけず，講義を受けてもうなずくしかできなかった．後でわかったことだが，松永先生は何かに夢中になると時間の概念がなくなってしまう．いつもこの講義も午後の診療が開始される13時の直前になって終了し，「すぐに飯を食ってこい」と言われたものの，食べる時間がなく午後の診療となることが多かった．松永先生は昼食を食べる様子もなく，そのまま英語の論文を読まれていた．そして，いつも4時ごろになると「今日，俺は飯を食ったかな」と聞かれるが，筆者は知るよしもない．他の理学療法士に注文していた弁当を見せられ，食べていないことに気づいても，また何ごともなかったように英文を読み始めていた．

　松永先生に出会って，理学療法士になるにはこんなに勉強しなくてはならないのだ，理学療法士になってからも常に勉強しなくてはならないのだ，そして理学療法士とはなんて厳しい仕事なのだということを強烈に感じた．今考えると，この時はじめて自分の将来の職業として理学療法士という存在をはっきりと意識したと思う．そしてその後の1週間も，松永先生からの強烈な刺激を浴び続けて，その存在はますますはっきりしたものとなった．しかしこの時，15年後に松永先生と講習会を一緒に開催させてもらうとは夢にも思わなかった．

　実習後の学生生活は，実習前と比べると格段と楽しくなった．授業も専門科目だけになり，より理学療法が身近なものになってきた．同級生との間でも「片麻痺に徒手筋力検査（MMT：manual muscle testing）を使ってもよいか？」など，今となってはどうでもよい内容で，酒を飲みながら夜な夜な熱く語り合った．そして3年生になり，学校生活の中で最大の難関である長期臨床実習を迎えることになる．

臨床実習と理学療法士の質

　当時の臨床実習は8週間ずつ，3カ所を回るシステムであった．長すぎて耐えられないと思ったが，筆者が入学した時の3年生と比較するとまだ短いほうであった（善通寺リハ10期生までは12週間ずつを3カ所で行っていた）．筆者はどこを希望したか今となっては記憶にないが，香川医科大学附属病院（現香川大学医学部附属病院），庄原赤十字病院，石川県立中央病院に行かせてもらうことになった．臨床実習の厳しさは先輩たちからよく聞いていた．夜寝られないとか，山のようにレポートを出されるとか，恐ろしい話ばかりであった．しかし当時，先輩も筆者達も途中でやめてしまうという考えはまったくなかった．とりあえず，食らいついて，帰れと言われてもしがみつきながら実習を無事終えることしか考えていなかった．今，振り返ると，良い悪いは別として当時の実習生には人権がなかった．嫌ですとか，できませんという選択肢はなかったのである．それは，学校生活の先輩後輩の関係と同じで，スーパーバイザーあるいはスタッフに言われたことは絶対であった．例えば，飲み会の帰り，夜中の2時に明日までにレポートを書いてこいと言われたり，実習終了予定の前日に新しい患者さんを担当するように言われ，実習が強制的に2週間延長となっても，命令は絶対であった．

　Ⅰ期の香川医科大学附属病院は当時，学生の間で3本指に入る厳しい実習地と言われた中の1つであった．その厳しさゆえ，そこに行く学生は男性だけに限定されていた．なにせ，患者さんを担当させてもらうためにはMMTとROM測定の口答試験に合格し，全身の筋肉を神経支配順にすべて英語で覚えなくてはならないという過酷な壁があった．すなわち，この試験に合格できずに患者さんを担当できないということは，当然，症例レポートが書けないため，いつまでも実習が終わらないことを意味していた．これらの試験，その後の症例レポート以外にも和文抄読，英文抄読，さらには8週間しかないのに測定機器を使用した研究を発表するという，今となってはおぞましい課題ばかりであった．

　当時の実習地では英文抄読を課題としているところが多かったように思える．しかし，だんだんと英文抄読を課題とする実習地は減ってきてしまった．また，近年は養成校からも臨床実習に専念させるために辞めてほしいと，言われる始末である．これは，理学療法を科学として捉えるという観点から考えると，危惧しなければならない状況である．なぜ，そのような傾向になってしまったのだろうか．その理由としては臨床実習の中で課題を与えるより，経験を重視するという考え方が主流を占めてきたことにあるのかもしれない．しか

し筆者は，その主な理由は受け入れる実習地スタッフにあるのではないかと思う．学生に英文抄読を課すためには，まず実習地スタッフあるいは養成校の教員が常日ごろから英文を読む習慣がないと成り立たない．つまり，学生が自分の机に来た時に，さりげなく読みかけの英文があることが普通になっていなければならないのである．英文抄読を課題とする実習地が減ること，あるいはそれをやめてほしいという養成校が増加することは，すなわち日常的に英語の文献を読む習慣をもつ理学療法士が相対的に減ってきているのではないか？　と考えてしまう．相対的というのは，読む理学療法士と読まない理学療法士の差が大きくなってきているのではないかということである．言っておくが，決して日本の論文よりも外国の論文のほうが優れていると言っているのではない．比較するべきは日本語と英語の論文の量の違い，すなわちそこに含まれている情報量の違いである．今の学生を見ると，やる気は別として，明らかに作業の処理能力，特に基礎的な学習能力の差が非常に大きくなった．ゆとり教育の影響という人もいるが，理学療法を受ける患者さんにそんなことを言い訳することもできない．理学療法士の質が問われ，その質が二極化してきていると言われているが，ここでもう一度，理学療法を科学として捉えるということを再認識する必要があるのではないだろうか．

測定・評価・技術の前に

　なんとか，数週で試験に合格した筆者は，生まれてはじめて患者さんを担当した．当時，スタッフは1日数十人の患者さんを担当していたため，実習生がしていることをゆっくり観察する時間をなかなかとることができなかった．スタッフは自分の患者さんをこなすことで精一杯だったのである．そのため患者さんを担当すると，実際の評価・治療は学生が一人で行い，その内容を診療業務終了後にスーパーバイザーと話し合うことが多かった．はじめて感じる実際の患者さんの苦しみ，悲しみ，家族の期待に何もできない自分が悲しかった．スーパーバイザーの高橋謙一先生（現四国医療専門学校）にご指導いただきながら，ない知恵を絞って理学療法を行った．幸い，患者さんは順調に回復され，筆者は8週間だった予定を当然のごとく2週間延期した10週間後に実習を終えることとなった．患者さんは，まだ入院の予定であったため，最終日，今日で実習が終わることを話した．するとその患者さんは涙を流し，手をさしのべて別れを惜しんでくれた．なぜ，この患者さんは知識も技術もない学生である筆者と別れる時に涙を流すのだろうか？　筆者からすれば，その時はレポートを

書くための未熟な評価などに協力してもらい，迷惑をかけたことはあっても，感謝をされることはないと思い，少し戸惑ってしまった．そしてその後，理学療法士となってからも，ずっとその理由がわからなかった．しかし，ある時，自分がスーパーバイザーとなり，学生を担当した時に偶然にもはっとした出来事が起こった．その学生が実習を終える時に，あの時と同じように担当した患者さんが悲しみ，涙を流されたのだ．学生が帰った翌週から，筆者一人で治療を再開した．学生と比較すると筆者のほうが知識も技術も上回っていることは間違いない．学生がいなくなることで評価の時間などに費やされた拘束時間も短くなり，かつ効率的な理学療法を受けることができるので，患者さんは喜ぶと思っていた．しかし数日たっても，患者さんは筆者が期待するほど喜ぶ様子はない．逆に，なんだか寂しそうであった．そこで，筆者は気づいた．患者さんに満足される理学療法を提供するということは，決して技術や知識だけではなく，その接し方，接する時間，心から患者さんを思いやる気持ちが大切なのだということを．実習に来ている学生は患者さんのことを思い，寝る時間も惜しみ，必死に患者さんをよくしようと考えて接していたのだ．そしてその熱意・情熱が患者さんに伝わっていたのだ．学生の時は筆者も持っていたはずだが，仕事として理学療法を行っていくうちに，知識や技術ばかりに目が向いた結果，患者さんを心から思う気持ちをないがしろにしていたことに気づいた．「忙しい」という言葉を言い訳にして，学生時代の純粋な気持ちが変化していたことは非常にショックだったが，それ以来，学生が実習を終えた後に絶対に寂しい顔をされないようにすることを心に誓った．

最新機器がみせる医学

　当時の香川医科大学附属病院には，学校では見たことも聞いたこともないような最新の評価機器があった．例えば，CYBEXをはじめて見たのも，サーモグラフィーをはじめて見たのも香川医科大学附属病院であった．そして，その機械を自由に触らせてもらえるおおらかな雰囲気があり，それらに触れることで本当に自分が医学の世界にいるのだなと実感できた．まるで小学生の時に学校で販売されていた「科学と学習（学研ホールディングス）」という雑誌の付録をワクワクしながら開けていたような感覚だった．香川医科大学附属病院の理学療法士の先生方は毎日，深夜まで残って勉強をされており，三豊総合病院の時の経験も合わせて，理学療法士は夜遅くまで勉強をすることが当然なのだと当たり前に思った．実習中，自分の運命を大きく変えてもらった田中 聡先生

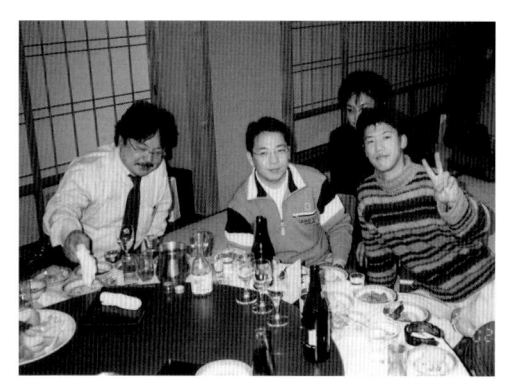

図3 恩師の田中 聡先生

(現県立広島大学)が前十字靱帯再建術後の筋力をCYBEXで測定されていた(図3).そして,測定結果を見ながら,整形外科の医師と対等に話している姿を見て,かっこいいと思った.もしかすると,この時から運動器疾患の理学療法に興味を抱き始めていたのかもしれない.

広島から石川,果てしなく続く見習い修行

Ⅱ期の長期実習地は広島の庄原赤十字病院に行かせてもらった.ここでは,善通寺リハの大先輩である井上和章先生にたいへんお世話になった.井上先生は理論的で何を聞いても的確な答えがすぐに返ってきて,知らないことはないのではないかと思った.学生時代は5年目以上の先生は,みんな何でも知っていて,何でもできる神様のように見えた.実習が始まった時,井上先生は国際学会に発表されるポスターを作成しており,筆者は非常に驚いた.ポスターを見せてもらうとなんと英語であり,英語で発表するとのことである.ここで,はじめて理学療法士とは研究をすることも仕事の一つなのだと知った.そして,嫌でしょうがなかった英語の論文を読むことも必要性があると,学生ながら肌で感じた.

Ⅲ期の実習は石川県立中央病院だった.筆者は愛媛県出身であり,石川県は寒いイメージが強く,東北地方にあるものとばかり思っていた.実は実習に行く前に,卒業後この病院に就職することが決まっていた.これは,Ⅱ期の実習中に石川県立中央病院から来年度の募集がきており,当時の主任であり,後にお世話になる清光至先生(現金沢医科大学氷見市民病院)が善通寺リハの卒業

生を希望されていたため，筆者はどうかと担任の長尾先生から打診されたからである．そんなことを言われても，行ったこともなければ，実習地として厳しいとしか聞いたことのない病院にすぐ行きますとは言えなかった．しかし，両親に相談したり，長尾先生や井上先生に相談した結果，なんとなく就職することを決めてしまった．今となって考えてみると，これは筆者にとって大きな賭けであったと思う．筆者は，まったく深く考えていなかったが，もし実習でうまくいかずに後悔することになっていたらどうなっていたのだろうか？　今となっては何で決めたのかはよくわからないが，現在のところ，その選択は間違っていなかったと思っている．

　石川県立中央病院は，当時，日本の最先端の理学療法を行っている病院として名を馳せていた．一般的な整形外科疾患，脳血管疾患などの理学療法だけでなく，呼吸器疾患，未熟児，糖尿病の理学療法を日本に先駆けて行っていた．その中でも清光先生はいろんな意味で強烈な先生であった．学生時代はとりあえず怖かったことしか覚えていない．石川県は四国地方と方言がまったく異なっており，よくわからない言葉が多かった．特に，怒られている時には何を言われているのかまったく理解できなかったが，清光先生の顔が怒っているので，とりあえず怒られているのだなと思った．実習は厳しく，実習生にもかかわらず，十数名の患者さんを担当させてもらった．スーパーバイザーをしてもらったのは，就職後，公私ともどもお世話になることとなる西野 学先生（現石川県立中央病院）であった（**図4**）．当時の臨床実習の宿舎は，現在のように設備の整ったレオパレスがあるわけもなく，学校が年間をとおして借り上げてくれていたおんぼろアパートが多かった．金沢のアパートもトイレはあったが風呂はなく，毎日，実習終了後，病院の当直の先生用のシャワーを浴びて髪が濡れたままで自転車に乗りアパートに帰った．今の学生には考えられないことで

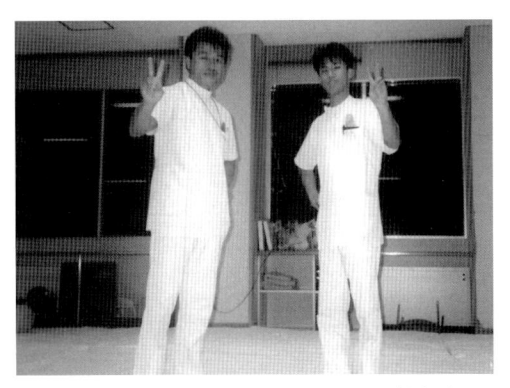

図4　石川県立中央病院の西野 学先生

あろうが，これを女子学生も当たり前のように行っていた．筆者が実習に行っていたのは10～12月末であり，実習の終わりごろはかなり寒かったため，濡れた頭は，帰る途中，髪の毛が凍るのではないかと思ったくらいであった．同じアパートの1階には，善通寺リハと一緒に廃校となった国立犀潟病院附属リハビリテーション学院（以下，犀潟リハ）の学生が住んでおり，毎日一緒に過ごし，実習のつらさを分かち合い，週末には一緒に酒を飲んで討論した．ある週末の夜，酒を飲みながら脳卒中の理学療法について話しているうちにボバースの話になった．善通寺リハでは，どちらかといえば整形外科疾患のことに関しては深く学んでいたが，脳卒中に関しては知らないことが多かった．最初の実習が終わった夏休み，同級生と話している時にはじめてボバースという言葉を聞いた．どうも，他の学校の生徒はこのボバースというものをよく知っており，これは脳卒中の理学療法において重要なことらしいということを同級生から聞いた．その後，なんとなくその概要についてはわかったような顔をしていたが，詳細はわからないまま実習を行っていた．犀潟リハの実習生があまりにもボバース，ボバースと言うので，筆者もよくわからないまま反発し，それはボバースを知っていることに対するやっかみもあったのか，大激論となった．そして，数時間続いたものの決着がつかず，それならだれか先生に決着をつけてもらおうということになり，病院に電話した．たまたま，その時間に病院にいた西野先生に連絡がとれ，事情を説明し，とりあえずアパートに来てくれとお願いした．結局，仕事の都合でアパートには来られず，どのような結末になったかは覚えていないが，今思えば，学生ながら理学療法についてそれなりに考えていたのだなと思う．

PT 石川県立中央病院時代

　なんとか臨床実習を終えた筆者は国家試験を終えて，1993年3月に善通寺リハを卒業し，すぐに石川県金沢市に向かった（図5，6）．当時は4月1日を待たず，卒業後すぐに働き始めることが多かった．実習で慣れていたこともあり，仕事はしやすかったが，国家試験の合格発表まではどきどきしながら過ごした．無事，国家試験に合格した筆者は，晴れて理学療法士になることができた．
　石川県立中央病院は，前述したようにいろいろな分野の理学療法を展開しており，最初に興味を持ったのが，呼吸器疾患を対象とした理学療法であった．それは，清光先生と西野先生が一番興味を持って行っていたことが理由の一つかもしれない．今思えば勘違いも甚だしいが，当時の筆者は特別なことに関

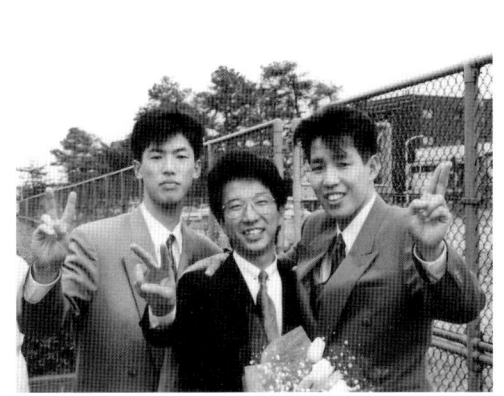

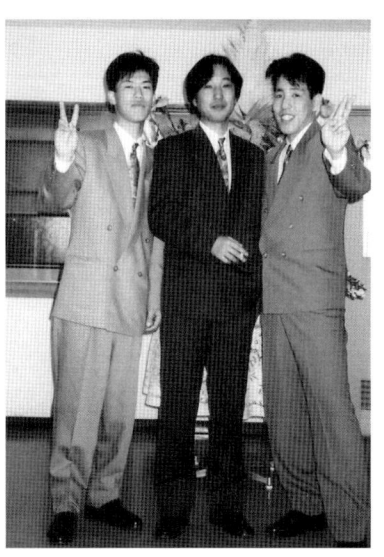

図5　善通寺リハ卒業式①　　図6　善通寺リハ卒業式②（長尾先生と一緒に）

わっていることが非常に嬉しく，偉くなったようで誇らしかった．石川県立中央病院は，呼吸器疾患の理学療法に関するシステムも確立しており，365日24時間体制で対応していた．まず，はじめに学んだことはスタッフの理学療法にかける熱意，すなわち理学療法にかける時間の長さだった．特に清光先生は朝が早く，7時過ぎには出勤しており，ほぼ同時に西野先生も出勤して，すぐにICUに行っていた．1日のスケジュールとしては，看護師の申し送りがある朝8時までにICUでの呼吸理学療法を行い，8時30分から訓練室で外来・入院患者の理学療法，昼食後13時からまたICUでの呼吸理学療法を行った後，訓練室での理学療法を夕方まで行い，夕方もう一度ICUに行き，呼吸理学療法を行い，患者さんの状態や痰の量を考慮して，それ以降の呼吸理学療法は必要ないと判断すれば，その日の臨床業務は終了となる．しかし，必要と判断した場合は夜21時に，もう一度ICUで呼吸理学療法を行った．重症例では3時間ごとに朝まで対応したこともあった．

　ICUでは理学療法士が医師からも看護師からも信頼を得ており，この信頼をつくってきたのが清光先生をはじめとする石川県立中央病院のスタッフだった．特に呼吸器外科の先生からの信頼は絶対であり，術後の初期管理が終わると，理学療法士に申し送りが行われ，かなりの範囲での関与が認められていた．逆にいうと，他の医療従事者の理学療法士に対して求めるレベルが非常に高かった．当時は非常に怖い医師も多かったが，看護師も怖かった．特にICUの看護師は猛者の集まりであり，呼吸器疾患の患者さんを担当することは非常に

プレッシャーがかかった．

　就職し，はじめて食道癌の術後の患者さんを担当した時のことである．それまで西野先生が食道癌の患者さんに行っている理学療法の様子を何度も見学させてもらい，自分なりに準備を行ったつもりであった．術後翌日の朝，はじめてICUでなんとか食道癌の患者さんに理学療法を行った後，西野先生のところにICUの重鎮看護師から電話が入った．どうもその患者さんの担当を筆者から西野先生に変えてほしい（変えなさい）という内容らしい．おそるおそる昼にICUに行くと，その看護師は筆者にはっきりこう言った．「この患者さんはあなたが担当するのは無理よ．西野先生に代わってもらって」．そう言われても仕方のない状態であったと思うが，純粋に悲しかった．何に対して悲しかったかはよくわからないが，とにかく悲しくて，悔しかった．そして，理学療法士として患者さんを担当する責任の大きさを痛感した．なんとか西野先生の協力を得ながらこの患者さんの理学療法を行うことができたが，この時以来，何はともあれ，この看護師に認められたい一心で無我夢中で勉強した．そして数年後，リスクの高い患者さんが手術を受けた時に，この看護師から担当理学療法士として指名された時は死ぬほどうれしかった．

たかが勉強，されど勉強

　ほぼ白紙状態で就職した筆者は，とりあえず与えられた仕事をこなすことで必死だった．石川県立中央病院では特定の手技や考え方に固執しておらず，スタンダードな理学療法を展開していた．県庁所在地にある救急病院であり，呼吸器疾患だけでなく，人工関節術後や頸部骨折後の整形外科疾患，脳卒中，神経筋疾患なども多く，ありとあらゆる分野の患者さんを担当させてもらった（図7）．当時は，保険請求が簡単・複雑の時代で，1日30〜40人弱の患者さんを担当していた．どのスタッフも同じ状態で，先輩に手取り足取り指導してもらうということは時間的にも困難であり，新人のうちから理学療法の内容はほとんど任されている状態であった．最初の1年は無我夢中で患者さんをこなすだけで，自分の考えや技術をあれこれ考えることはほとんどなかった．

　その時の理学療法の内容は，今となっては本当に恥ずかしいかぎりだが，まさにベルトコンベア式治療（治療とはいえないかもしれない）であった．学校で習った可動域や筋力の評価はするものの，そこから発展させる発想はなかった．基礎がまったくできていなかった．解剖学も生理学も運動学もすべて足りていなかった．そして何よりも，それに気づいていなかった．ほとんどが先輩

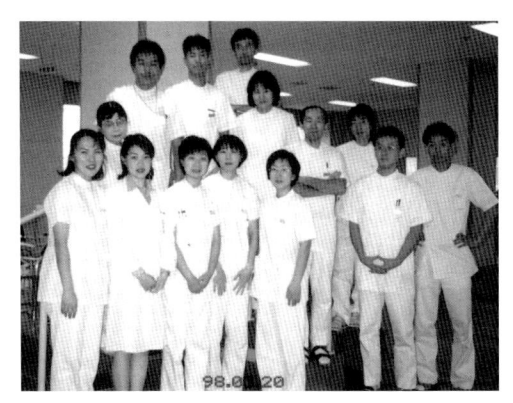

図7　石川県立中央病院時代のスタッフ

の模倣であり，臨床実習時代にスーパーバイザーがどのような理学療法を行っていたかを思い出して真似をしていた．しかし，組織としての石川県立中央病院は，当時の田舎の病院としてはすばらしかったと思う．スタッフが毎週交代で英文抄読を行い，数カ月に1度，順番が回ってくるため筆者は嫌々であったが一応英文を読んでいた．リハビリテーション部では，毎月全員から徴収した部費で多くの雑誌を購入していた．その中には英語の雑誌も複数あり，当時はどの病院にもこのような雑誌が沢山あることが普通だと思っていた．そして，多くのスタッフが夜遅くまで勉強しており，新米の筆者が21時より早く帰れるような雰囲気はなかった．とにかく，朝早く出勤して，夜は本を読んで帰ることを繰り返していくと，だんだん当たり前になった．今，振り返ると石川県立中央病院で学んだ5年間のスタイルが，その後の筆者の理学療法士としてのスタンスを決定したと思う．また，それが香川医科大学の臨床実習から継続していたことも大きいと思う．

PT 医療人とは

　当時のリハビリテーション部部長（以下，リハ部長）の医師は，その厳しさは筆者が生まれてから今まで出会った人の中で3本の指に入るくらいすごかった．現在は優しい医師が多くなり，チーム医療という名の下，役割分担で互いの意見を言い合うことができるようになったため，一方的に理不尽に厳しく怒られることは少なくなったようであるが，当時は絶対的存在の医師も多かった．筆者が理学療法士になって，唯一やめたいと思ったことがある．それは1年目のころ，その先生が主治医で下腿切断をした患者さんを担当した時のこと

だ．はじめて担当した切断の患者さんであり，義足を作製することになったが，何を思ったのか，当時まだなじみの薄かったTSB（total surface bearing）下腿義足をつくろうと試みた．清光先生にもPTB（patella tendor bearing）下腿義足にするように言われたが，なぜか言うことも聞かずに強行してしまった．案の上，患者さんは断端に傷をつくってしまい，理学療法は一時中止となってしまった．ある日の夕方，リハ部長の先生から電話がかかってきて病棟に呼ばれ，なぜこのようなことになったのか経過を説明しろと言われた．自分なりに一生懸命説明したが，まったく伝わらなかったようで，はじめて怒濤のように怒られた．怖くて足が震えるということが大人になってもあることを知った．その時から，その先生恐怖症になってしまった．自分で言うのもなんだが筆者は褒められて伸びるタイプであり，怒られるとかなりへこんでしまう．要領がよく，適当なので，今まで親以外にはあまりこっぴどく怒られたことがなかったが，この時はかなり参ってしまった．悪いことは続くもので，自分の実力不足が原因のほとんどであるが，それからその先生が主治医の患者さんを担当すると必ず何か問題が起こった．担当患者さんがその先生の外来診察を受ける日は，朝から電話の鳴る音がとてつもなく怖かった．診察予定時間の近くなると，胸がどきどきして，居ても立ってもいられなかった．案の定，外来から電話がかかり，呼び出しを受け，「なんできれいに歩けないんだ，説明しろ」と怒られた．その横で患者さんが「山田先生，私がうまく歩けないせいで，先生が怒られてごめんね」と泣いていた．それでもそんなことは，お構いなく先生の怒号は続いた．そのような状況が続いた時，患者さんに申し訳ない気持ちもあったが，つらくて，やめたくてというか逃げ出したくてしょうがなかった．今，思えば明らかに筆者の至らぬ点が一番問題であったことは言うまでもないが，その時は，それを受け入れる心の余裕というかスペースがなかった．しかし，善通寺リハの後輩も実習に来ており，同級生や親にも意気揚々と自信満々で石川県立中央病院に就職した手前，やめるという選択肢を選ぶことはできなかった．結局，最初に清光先生に言われたPTB義足を作製し，なんとか切断された患者さんも傷をつくることもなく義足歩行ができるようなった．そして，この患者さんが外来を卒業する時，自分の無知のせいでたいへん迷惑をかけたことに反省した．この患者さんの名前は今でも忘れることができない．その後，その先生には時折，怒濤のお怒りを受けることはあったが，恐怖症も消え，数年後には結婚式の仲人をしていただいた．医療人としての厳しさを教えていただいた先生には本当に感謝している．

はじめての学会発表

4月に就職した筆者は1年目のノルマとして，その年の東海・北陸学会へ発表するように言われていた．善通寺リハには卒業研究がなかったので，研究のようなことをしたのは臨床実習先の香川医科大学附属病院でわずかにかじっただけであった．学会と言われてもまったく想像もできない状態ながら，西野先生や清光先生の指導を受け何か発表するネタを探していた（図8）．

はじめての学会発表は，「腰部脊柱管狭窄症と間欠跛行について」という演題であった．内容は箸にも棒にもかからないが，1年目に学会で発表するという経験をさせてもらったことは非常に感謝している．演題を応募する際には，締め切りをすぎても毎晩朝まで清光先生に抄録を直された．書いても書いても，また直され，最後には自分が書いたのかどうかもわからなくなった．スライドも当時は，今のようなプレゼンテーションソフトもなく，紙に印刷したものを専門の業者にお願いして，高いお金を払って作成したが，それも何度も修正した．発表当日は車で学会開催地の静岡に向かったが，行きの車の中まで発表原稿を直してもらっていた．このような経験から，学会で発表するということは非常にたいへんなことで，発表させてもらうからには全力を尽くさなくてはならないということを学んだ．

また，座長の先生には学会の前に電話をかけて挨拶をさせてもらい，発表後もお礼状を送った．それがきっかけで今でもご指導いただいている先生も多い．最近は，そのような習慣もなくなってきているが，理学療法士として生きていくうえで人に感謝しながらつながりをつくっていくということは非常に大事なことであると思う．

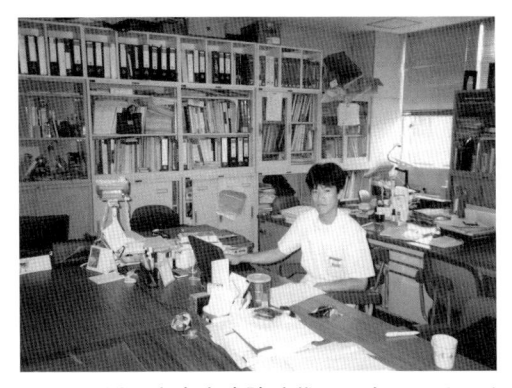

図8　石川県立中央病院時代のスタッフルーム

発表は口述発表であり，筆者の前の演者が荒木 茂先生（現石川県リハビリテーションセンター）であった．荒木先生は石川県立中央病院のOBであるため，筆者の先輩にあたる先生である．その時，荒木先生は多裂筋に関する発表をしたと記憶しているが，筆者は多裂筋をよく知らず，どこにある筋かもぴんとこなかった．「どうも腰痛のある患者さんは多裂筋がビロビロになっとるらしいぞ」と言われても何を言われているか，まったくわからなかった．今思えば，20年近く前から今でこそ当たり前になったコアの概念やその重要性を，その時から気づかれており，勉強されていたのだなと思うとなんてすごい先生がそばにいたのかと驚くとともに，その時にもっとご指導いただいておけばよかったと後悔している．なにせ，ほとんど飲み会の時にしか出会わなかったのだ．しかしその後，研修会の講師として香川に来てもらったり，一緒に仕事をさせてもらう機会があることを思うと，人との出会いは不思議なものであるとつくづく考えてしまう．

実習生の存在

筆者もそうであったが，石川県立中央病院には多くの実習生が来ていた．働き始めた時から，ついこの前まで学生であったのに急に立場が逆になり，下手をすれば後ろから治療を見学されるようになってしまった．これほどプレッシャーになるものはない．実習生を受け入れるにあたっていろいろな考え方があると思うが，まずは自分が実習をさせてもらったからには，その恩を返す義務，すなわち理学療法士は後輩を育成するという義務があると思う．さらに，特に新人理学療法士にとっては実習生の存在が非常に刺激になるので，ぜひ受け入れるべきである．筆者も入って5年くらいは年齢もほとんど変わらず，ましてや自分の母校の後輩がくるので，いやがおうにも頑張って先輩らしい姿をみせたくて精一杯背伸びをしていた．一丁前に学生に質問なんかをしてみるが，いつも自分がきちんと答えられる決まった質問しかしなかった．しかし，質問をされてわからないから調べてこいというのは絶対に嫌だったので，聞かれてわからないことは一緒に調べるようにしていた．相当な時間，仕事が終わっても実習生と一緒にいたように思う．特に善通寺リハの後輩は，週末はいつも筆者のアパートで寝泊まりしており，頻繁に飲みにも行き，接触密度が濃かった．それが卒業後，実習終了後も付き合える粘着剤になっていると思う．現在は，どちらかと言えばスーパーバイザーと実習生の関係が希薄になってきていると思う．昔のような良くも悪くも強烈なパワーをもったスーパーバイ

ザーは年をとり，スマートなスーパーバイザーが増えてきた．実習生の数が増加したことにより，施設で受け入れる人数が増加し，そして指導する理学療法士が低年齢化したため，さらに複数人で1名の学生を指導することが難しくなった．また，実習地を確保することも困難であり，本当に実習生を教育できる施設か（理学療法士か？）どうかよりも，とりあえず数合わせに翻弄される傾向が強くなったように思う．さらに，学生の地元志向により県外の実習施設が減少してきている影響も大きい．その結果，教員は実習先の息子や娘のような若い理学療法士にペコペコ頭を下げ，若い理学療法士たちは受けてやっているんだという意識から脱却することができず，己の実力と勘違いしてしまっている．このような状況から脱却することが，これからの理学療法士教育の大きな課題であると思う．

　石川県立中央病院時代にも多くの実習生と出会った．その中には今でも学会で出会えば話をする理学療法士もいるし，その時限りの理学療法士もいる．筆者から実習生に対してできたことは少ないが，逆に実習生からは多くのことを学んだと思う．このように臨床だけでなく教育ということを経験できたことは大きな財産になっていると思う．

2年目の小さな壁

　2年目になると呼吸器疾患だけでなく，そのほかの分野にも目を向ける余裕が少しずつできてきた．特に，興味を持ったのは骨・関節疾患であった．交通外傷，人工関節などの術後の理学療法がほとんどであったが，はじめて前十字靱帯再建術後の患者さんを担当することになり，スポーツに関連した理学療法に出会った．当時は関節鏡も普及しておらず，オープンの手術で手術侵襲も大きく，術後の後療法に難渋していた．しかし，加速的リハビリテーションのはしりの時期で，後療法が大きく変化していくとともに，後療法が重要視されてきた時期であった．石川県は実業団のハンドボールチームが強く，整形外科の先生はチームドクターとして参加していた．その患者さんは，実業団のハンドボール選手であり，まったく経験したことのない理学療法であるばかりでなく，スポーツ復帰を目標とした理学療法を行うことに非常にやりがいを感じた．そこで，とにかく力に任せて手に入る文献を読みあさった．現在行われている手術方法，その力学的な特徴，各施設で行われている後療法などを必死に勉強した．ある日，ハンドボールのチームドクターをしている整形外科の先生と話をする機会があり，前十字靱帯再建術の話になった時，よく知っているな

と褒められてすごくうれしかった．そして，これからは前十字靱帯の患者さんを全員担当するようにと言われた．やはり，褒められて伸びるタイプの筆者であるので，さらに一生懸命勉強した．前述の患者さんは日本代表を狙える選手であり，非常に緊張した．その時なりにベストの理学療法を行い，1年後，なんとかスポーツ復帰することができた．復帰試合をその先生と一緒に観戦に行かせてもらい，そのプレーを見た時，新しい理学療法士としての喜びを見つけたような気がした．そしてその後，目指す理学療法士像に大きな影響を与えた．

その後，学会発表は2年目で全国学会にデビューし，いろいろな講習会にも参加した．学生の前では一生懸命背伸びしたが，何をどのようにすればうまくいくのかわからなかったため，何か形のあるものに参加することでその不安を紛らわしていたような気がする．特に，聞いたことのある有名な名前のついた技術系の講習会が好きだった．まだ，魔法のような技があると信じていたのかもしれない．しかし，参加した時はわかったような気分になり，熱い気持ちで月曜日の臨床で試してみるが，どうもうまくいかず，水曜日には，いつものベルトコンベア式治療に戻っていた．それもそのはずである．患者さんを治せる技そのものが知りたかったので，その背景にある解剖学や運動学の知識をほったらかしにして，手技ばかりを真似ていたからである．結局，そのことには石川県立中央病院時代には気づくことができず，真似を繰り返すことだけを続け，なかなか結果のでない自分に憤りを感じていた．

関節疾患の理学療法も同様であった．MMTとROM測定から脱却できない，対症療法的な理学療法士であった．担当する症例が多くなればなるほど，理学療法はマニュアル化していき，誰がきても同じプログラムになっていった．違うのは曲げる力加減と足に付ける重錘の重さだけだった．そのため，だんだんやっている筆者もやりがいを感じなくなっていた．何を勉強していたのかというと，どのような手術法であるかとか，どのようなインプラントを使っているのかとかなど，いわゆる医師の視点からみた知識であった．いわゆる理学療法士でなく，ミニ医者もどきであった．学生にもそのようなことばかり説明して知っていることを自慢して満足していた．当然そのような知識も必要であろうが，それだけで終わっていた．そして，知っていることだけに満足して鼻高々となっていた．「だから理学療法士としてどうするの？」と聞かれれば答えられない自分を知っていたが，その時はどうしようもなかった．逆にそこがわからなかったから，そのような偏った知識ばかりを追い求めていたのかもしれない．

そのような時にある本に出会った．井原秀俊先生（九州労災病院）と中山彰一先生（福岡リハビリテーション専門学校）が執筆された「関節トレーニング（協同医書出版社）」である．はじめてこの本を読んだ時，何かわからないが感

動し，今まで悩んでいたことを解決してくれる手助けをしてくれたように思った．学生の時に庄原赤十字病院の井上先生にこの本を一度見せてもらった時もおもしろい考え方だと思った記憶があるが，この時のほうが衝撃的であった．基本的に学生時代の教育から，評価として量的な指標を用いることが多かった．これは，質的な評価と比較すると間隔尺度で表しやすく，客観性を持たせやすいためであると考えられる．また，国家試験にもMMTやROM測定に関する問題が偏重して出題されるため，学校でこれらの教育に時間を割くことにより，学生もそれが重要だと勘違いしてしまうのだと思う．そこに，「関節は高感度センサーである」との副題で感覚器として関節を捉え，関節が感覚を入出力するという考え方にハンマーで頭をたたかれたような衝撃を受けた．なにせ，今まで患者さんの状態を量だけで捉え，ベルトコンベア式治療をしていた筆者は何度も本を読み続けた．特に，前十字靱帯再建術後の患者さんには真似をして動的関節制動訓練（DYJOCトレーニング：dynamic joint control training）を行った．これらの過程から筆者は，その運動の際に筋はどのように調節されているのか，今自分がやっている重錘での訓練はいったい何をどうしようとしているのかを考えるようになった．しかし結局よくわからず，本に書かれている運動プログラムをそのまま真似をするだけであった．

　ある日，突然，清光先生がスタッフ全員に大学卒業資格を取得するように言われた．その時は清光先生と筆者以外のほとんどが金沢大学医療短期大学部や信州大学医療短期大学部の卒業生であった．就職して以来，専門学校と短期大学の学歴の差を感じたことはなかったが，学士を取得する際の方法を調べて，はじめてはっきりと違いを感じた．放送大学を利用して単位を積み上げ，学位授与機構に申請して学士を取得する方法が一番手っ取り早かったが，その必要な単位数がまったく違っていたのだ．ゴールの近い他のスタッフは頑張って取ろうとしていたが，取得しなくてはならない単位があまりにも多すぎた筆者は，まったくやる気が出なかった．その前になぜこの時期に学士の資格を取得する必要があるのか理解できなかった．しかし，何もしないと清光先生に怒られるため，渋々少しずつ単位を取っていった．それは1，2年ではとても目標を達成できるペースではなかったが，この時の経験が数年後，大きな意味を持つことになるとは夢にも思わなかった．

臨床研究から理学療法科学へ

　3年目に整形外科に一人の先生が金沢大学より赴任してきた．この先生は今

まで出会った先生と明らかに違っていた．脊椎外科が専門で臨床にも非常に厳しい先生であったが，系統立った臨床研究をしていた．その時，先生は腰部脊柱管狭窄症の硬膜外圧を測定していた．実際に圧センサーを硬膜外に入れ，さまざまな姿勢や歩行時に硬膜が圧迫される圧を測定しており，幸運にもその手伝いをさせてもらうことができた．生まれてはじめて見る本物の臨床研究であった．腰部脊柱管狭窄症患者が脊柱を伸展すると症状が出現することは教科書で知っていたが，圧を測定すると本当にみるみる上昇した．歩行をすると歩行周期に合わせて腰椎が伸展する時期に一致して圧が上昇するのがはっきりわかった．今まで当たり前に教科書に書いてあったことが，目の前ではっきりと証明される場面を見ていると，これが臨床研究なのだと感動した．勉強するようにと先生からもらった論文は，その先生自身が書いた雑誌「SPINE」に掲載された英語論文であった．それを翻訳し読んでいくと，その内容と今自分が手伝っていることがつながっておりうれしかった．また，測定データを保存する仕事をもらった筆者は，毎回，記録紙を整理し，変色するため紙がきれいなうちにコピーをして，先生が講演などで必要な時に渡していた．そして，その先生が講演用のスライドを英語で作成されている姿をそばで見ていた．それだけで研究に参加しているつもりで偉くなった気がしていた．

　ある日，先生に今までの腰部脊柱管狭窄症に関するデータをまとめて論文にしてこいと言われた．論文など書いたことのない筆者はどうしていいかわからず，先生が書いていたいくつかの論文を参考にし，今まで発表されていない姿勢での硬膜外圧のデータをまとめて，なんとか先生に提出した．それを目の前で読んだ先生は，先にも後にもこの時だけ爆発した．「これは論文でない，盗作というんじゃ．俺がやったことをとっていっただけじゃないか？　おまえは医師ではない．理学療法士なんだからこれらのデータを理学療法士としての視点で考え直してこい！」．以前，リハ部長の先生に怒られたのとは違う強烈な衝撃を受けた．その後，かなりへこんだが，2年間かかってなんとか論文の形式にまとめ，生まれてはじめての論文が香川医科大学附属病院に赴任した直後に雑誌に掲載された．その先生もすでに石川県立中央病院を去り，違う大学の教授になった後であった．しかし，数年かかったがはじめて科学の世界につま先を踏み入れた瞬間だった．

PT よき先輩，よき指導者

　石川県立中央病院時代の先輩に片田圭一先生（現石川県立中央病院）と西野

先生がいる．片田先生はお酒を飲むと超人的なパワーを発揮されるが，日常の仕事は静的で頭脳派のイメージであった．特に糖尿病の運動療法を専門としており，運動負荷試験などの代謝の知識は片田先生から教わった．当時にしては珍しかったと思うが，糖尿病の運動療法の処方が出た患者さん全員に対して呼気ガス分析を用いた運動負荷試験を行い，ATを算出し，きめ細かな運動処方を行っていた．とにかく片田先生は酒をよく飲まれたが，いつも片田先生も酒に飲まれていた．特に荒木先生と一緒になると凄まじい状況になった．しかし，話の内容はどのようにすれば理学療法の世界がよくなるかという器の大きな話であった．

　西野先生は，筆者の直の上司であり，憧れていた筆者は公私共々真似をした．実習生時代はスーパーバイザーをしてもらい，就職してから金沢を離れるまでずっと仕事を教えてもらった．まず，すごいのは古代の彫刻のようなその肉体である．現在でも，その肉体を維持するために水の入った瓶をつめたビールケースを背負って歩いて通勤されているようである．このように西野先生は非常にストイックであり，曲がったことが大嫌いであった．呼吸器を専門とされていたが，少しでも患者さんに対して手を抜こうものなら厳しく怒られた．西野先生は，いつも「医師はもし担当の患者さんが急変すれば，子どもの発表会だろうが，参観日だろうが仕事を優先する．理学療法士も医師に認めてもらうためには自分の担当の患者さんに対して，それぐらいの覚悟を持つことが必要だ」と言われていた．よく深夜に2人で呼吸器の患者さんの治療をするためにICUに行った．そして，仕事が終わった10時くらいからよく飲みに連れて行ってもらった．そこでも，酒を飲みながらいかに理学療法を発展させていくかという話をされていた．他の施設ではなかなか経験することのできない多くのことを学ばせてもらった石川県立中央病院時代であった．特に呼吸器疾患・糖尿病に対する理学療法を学んだことは，次のステップに進む大きな影響を受けた（図9）．

香川医科大学附属病院時代

　石川県立中央病院に就職してから数年後，愛媛県出身の筆者はやはり四国に帰ることを考え始めていた．そこで香川に就職していた善通寺リハ同級生の藤井に電話をしたところ，実習でお世話になった香川医科大学附属病院の田中先生に相談してみると言ってくれた．臨床実習の時には田中先生はスーパーバイザーではなかったが，いろいろと指導してもらった先生であった．その後，田

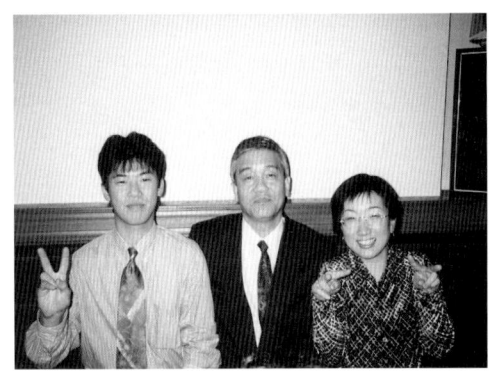

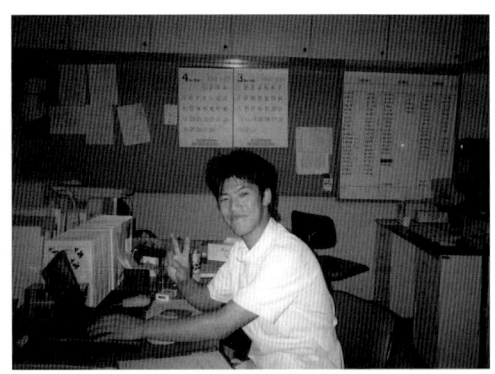

図9　石川県立中央病院時代の送別会　　図10　香川医科大学附属病院のスタッフルーム

中先生から連絡があり，なんだかんだであっという間に香川医科大学附属病院に就職させてもらうことになった．石川県立中央病院に就職して5年，石の上にも3年というが，5年もいたからまあいいだろうと思った．そして1998年4月に四国に帰ってきた．

　石川県立中央病院は約600床の病院であったが，PTは8名いた．しかし，香川医科大学附属病院はほぼ同じベッド数にもかかわらず3名しかいなかった．そのころの国立新設医大はどこもそのような状況で，さらに作業療法士や言語聴覚士はいなかった．訓練室は狭かったが，さまざまな測定機器がその辺にごろごろしていた．就職する際に，パソコンを持ってくるようにいわれていた．当時持っていたのは，ボーナス全部をはたいて清水の舞台から飛び降りるつもりで30万円で購入したマックのPowerBook 5300csであった．それを持っていくと自分の机の上でインターネットに接続してもらった．筆者の机の上が世界とつながった瞬間であった．自分の机の上で新聞を読むことも文献検索もできた時の感動は忘れることはできない．大学のメールアドレスをもらったが送る相手がいなかったので，田中先生に送って返信してもらい喜んでいた（図10）．

　臨床は圧倒的なマンパワー不足のため，整形外科を中心とした理学療法を展開していた．まず，大学特有のシステムにビックリした．整形外科の先生方は脊椎グループ，関節グループ，腫瘍グループ，手の外科グループに分かれており，特に関節グループでは下肢のそれぞれの関節に専門の医師がいた．驚いたのは先生方が非常にフレンドリーで優しかったことだ．そして，まさに整形外科の医師と理学療法士がコンビで治療をしていた．医師は専門外のことは当たり前に田中先生に相談に来ていた．逆に，田中先生は若い医師を指導していた．この信頼関係は，田中先生が10年以上かけて築きあげてこられた結果であっ

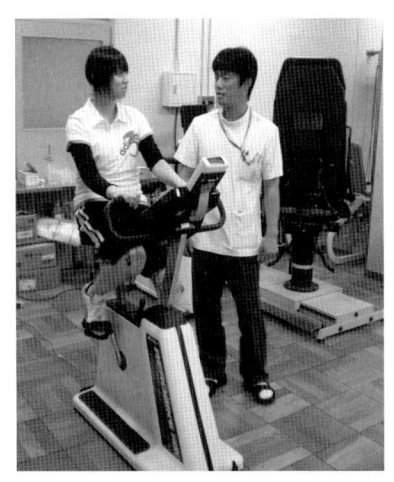

図11 香川医科大学附属病院時代の治療場面

た．特に教授からの信頼は絶大であり，直にいろいろな仕事が回ってきた．特に決まったカンファレンスなどはなかったが，医師はよく訓練室に来て田中先生にリハビリテーションの状況などを聞き，今後の方針や退院時期などを相談していた．今まで，絶対的な存在の医師と多く仕事をしてきた筆者は衝撃を受けた．当然，医師からの相談は当たり前のように筆者のところにもやってきて意見を求められる．経験が少ない筆者の意見でも素直に聞いてもらった時，これではまずいと思った．自分が医師に必要とされているレベルに達していない．明らかに知識が足りないのだ．経験は自ずとついてくるものであるが，知識は自分しだいでいくらでも増やすことができる．香川医科大学附属病院に赴任して最初に感じたのは，医師と共通言語を用いてコミュニケーションがとれるだけの医学的知識をつける必要性であった（図11）．

当時，田中先生は学士をとるために香川大学の夜間部に通われていた．毎日，夕方になると慌てて大学に行き，授業終了後の10時ごろに戻ってきて，夜中まで業務をしている姿を毎日見ていた．周りにも少しずつ通信制などの大学に通って学士を取得するスタッフがいることに気がついていた．そして，自分も学士をとらなくてはという気がしてきたが，まずは臨床がきちんとできるようになってからと考えていた．

はじめて教壇に立つ

香川医科大学附属病院に赴任した時，香川県に設立された四国リハビリテー

ション学院（現四国医療専門学校）の非常勤講師となった．石川県立中央病院で呼吸器疾患の理学療法を経験していた筆者は，2年生の呼吸理学療法を担当した．これが生まれてはじめて学校で学生を教育する機会となった．当時としては珍しく，前期・後期で計30コマの時間を任された．最初の講義の時，出席をとるだけで緊張して足が震えた．まさかこの時，十数年後，これが本業になるとは思いもしなかった．学校で講義をすることは新鮮で非常に楽しかった．実は，中学生のころは将来，学校の先生になりたいと思っていた．なぜ，その道に進まなかったのかはよく覚えていないが，結果的に夢が叶ったわけである．

　講義をすることは，学生よりも教える側のほうが学ぶことが多いと言われるが，まさにその通りであった．臨床でおろそかにしていた部分が明確に見えてくる．特に解剖学，生理学がそうであった．毎週の講義に合わせて，資料づくりと予習で必死であった．特に呼吸の生理学は理解するのが難解であったが，逆にどうすれば学生が理解できるかのヒントを得ることができた．はじめて前期試験問題を作成し，採点をした．今まで，幾度となく試験は受けたことがあるが，採点ははじめてであった．学生の解答をみると，その字から悩んで考えて書いたことが想像できた．当時は解答用紙の最後に，必ず授業の感想を書かせていた．授業の時にはなかなか個人的に話をすることはできず，何を考えているのかよくわからない学生も多かったが，この感想文を読むとみんなそれなりに熱い思いを持っていることがよくわかった．はじめての学生には申し訳ないが，なんとかはじめての授業を終えることができた．その後，数年間講義をさせてもらったが，人の前で話をするという最高の経験ができた．この経験で学会発表などを通じて人の前で話をすることが苦痛どころか逆に好きになっていった（図12）．

PT 研究が導く新しい仲間

　香川医科大学附属病院で最初に興味を持ったのは表面筋電図であった．学生時代からをとおしてはじめて表面筋電図計を触った．ちなみに，善通寺リハ時代は資料を読んで1個の電極をみんなで回して触っただけであった．表面筋電図に関してまったく知識がなかったので，可能な限り集められる文献を読みあさった．とりあえず，臨床だけでなく表面筋電図計を触って研究のようなことをしている自分がうれしかった．整流も積分も最初はまったくわからなかったが，なんとか測定し，少しずつデータとして扱えるようになった．はじめて表面筋電図を用いた研究を発表したのは四国学会で，平地歩行とトレッドミル歩

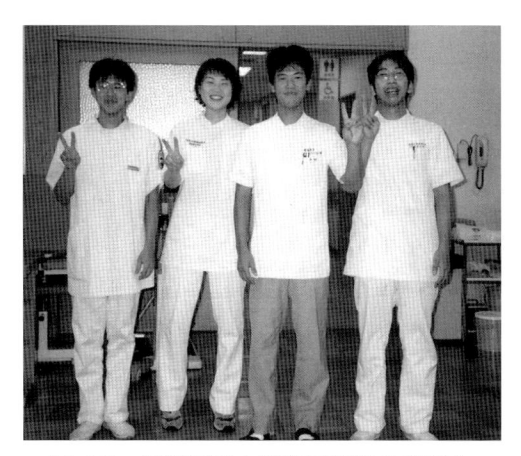

図12　香川医科大学附属病院の実習生

行の筋活動の違いを比較したものであった．発表後の質問で，統計手法に関して強烈なだめ出しの意見を言われた．それが若き日の森岡 周先生（現畿央大学）であった．とにかく悔しくて，今度の学会では絶対に逆に質問してぎゃふんと言わせてやろうと思った．しかしその後，意気投合し熱く理学療法を語るようになるまでには，そう時間もかからなかった．

　その後，筋電図の研究にはまっていった．特に興味を持ったのは周波数解析であった．従来から重要であると考えていた筋の機能を量だけではなく質的に捉えられることが非常におもしろかった．働き始めてから筋の機能を太さや強さなど量的に評価することに疑問を抱いていた．特に，急性期では筋肥大が起こるために必要な期間が過ぎる前に退院してしまう．周径を測っても，術後の腫脹や浮腫が軽減する過程しか捉えることができない．しかし，筋力は必ず日単位で改善していく．この矛盾をなんとかして解決していきたかった．そのためにも，筋電図の周波数解析は非常に有用であると考えていた．しかし，勉強していくうちに従来から用いられてきたフーリエ変換の限界によって自分が明らかにしたいことが，この手法ではできないことに気がついた．

　ある雑誌を読んでいた時，この悩みを一掃できる手法を用いて筋電図の研究をされた論文をみた．当時，九州大学医学部附属病院に勤務されていた加藤 浩先生（現九州看護福祉大学）の研究であった．はじめて聞くウェーブレット変換という手法を用いることで，動的な状態でも周波数解析が可能であると書いてあった．この瞬間，どうしてもこの手法を用いて研究したいと思った．そして，すぐ加藤先生に連絡をとり，お会いしてもらう約束をとりつけ，日帰りで福岡に行った．

　はじめて加藤先生とお会いし，数時間ではあったがウェーブレット変換につ

いて説明してもらい，解析方法を使用する許可をもらった．筆者にとって，この手法が使えるようになったことも非常に大きな進歩であったが，それよりも加藤先生とお話しさせてもらい，強烈な刺激を受けたことのほうが筆者の理学療法士の人生の中では重要であったと思う．人柄，研究に対する熱意，妥協しない姿勢に完全に打ちのめされ，今までの自分の甘さを痛感した．現在もいまだ加藤先生の領域には達してはいないが，今でも刺激を受け続けている尊敬できる理学療法士の一人である．

教えてもらったウェーブレット変換を用いることで，研究の幅がかなり広がり，はじめて筋電図を用いた論文を書いた．この時期に徐々に研究の魅力にとりつかれていったような気がしている．論文を提出し，査読者からのコメントが帰ってくると，その内容に一喜一憂しながら論文を修正し，採用される喜びを知った．当然，日中は診療業務があるため，夜の仕事であったが毎日楽しかった．さらに幸運にもある雑誌で賞をもらい，東京での表彰式に参加すると，教科書や論文でしか名前を見たことのない先生方からお褒めの言葉をいただき，お話しする機会も頂戴した．そして，そこでさらにパワーをもらい，また頑張ろうと思うよいサイクルに入っていった．

大学院，そして世界へ

その時期，四国では周りに大学院に行かれている理学療法士は田中先生だけであったが，全国学会などに参加すると大学院に行って勉強している先生方も多くなっていた．その先生方に話を聞くと，今の自分の臨床や研究に対する考え方があまりにも幼稚に感じた．やはり，筆者も大学院に行って科学する目を持たなくてはならないと考えていた．そこで，専門学校卒業の筆者はまず学士を取得することを目標にした．石川県立中央病院時代に放送大学で単位を少しだけ取っていたが，とても学士を取得する単位には足りなかった．しかし調べてみると，学位授与機構で学士を取得する制度が改変されており，必要な単位数が大幅に減少していた．なんとか頑張れば取得できそうな単位数であったため，放送大学で単位を取得して2年後に保健衛生学士を取得することができた．やっと大学卒業と同等の資格を得ることができ，非常に嬉しかった．そして，大学院に行こうといろいろ調べてみたが，四国から通学できる理学療法士養成校の大学院はなかった．理学療法と関係のない学部で修士を取得する道もあったが，やはり医学の分野で学びたいと強く思っていた．

その当時，筆者は筋電図の周波数解析を用いた研究を行っており，運動単位

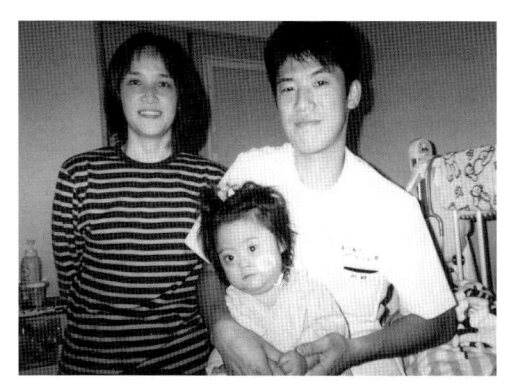

図13　香川医科大学附属病院のNICU

の動員様式など筋の評価に興味を持っていた．そこで，非観血的で生理学的な評価ができないかと考えていた．するとNICU（図13）で低出生体重児の理学療法を通じて面識のあった香川医科大学附属病院小児科の日下 隆先生とお話しする機会があった．よく聞いてみると最近，雑誌で登場し始めて興味を持っていた近赤外分光法を用いた測定の先駆け的な存在の先生であった．日本ではじめて多チャンネルの近赤外光脳計測装置（NIRS：near-infra-red spectoroscopy）の共同開発に携わった先生だったのだ．後に知ったことだが日本の第1号機は香川医科大学にあった．それから日下先生に教えてもらいながら，NIRSの実験を見学するようになった．はじめて，動物実験をしている現場も見た．そして，筋の酸素動態の測定方法を教わり，筆者も実験をするようになっていた．日下先生と出会って，はじめて真の臨床研究者とはどのようなものかを痛感した．常に視線は世界の最先端を向いており，香川の田舎で世界と闘っていた．日中は臨床を行い，夜は時間を惜しまず実験に没頭し，常に英語の論文を片手に持っていた．はじめて一緒に学会出張に行った時には，行きの車から帰りの車，飛行機の中，食事中，お酒を飲んでいる時もずっと生理学の話しかしなかった．そして，研究することは世界に発信することだと教えられた．

　日下先生に大学院について悩んでいることを相談した．すると，すぐその足で大学院入試係まで行き，筆者が医学部の博士課程に入れるかどうかを確認してくれた．そして，大学院の入学資格審査を受ければ医学部の大学院に入学できることを知った．その後，無事に2003年4月，晴れて香川医科大学大学院博士課程に入学できた．

　大学院の所属は整形外科であったが，実際の指導教官は日下先生になった．入学後，日下先生に言われた言葉は衝撃的であった．「山田君，医師であれば4年間で英語の論文1本でいいけど，山田君は医者じゃない．医者じゃなくても

できるということを示すためには，医者の数倍の業績を出さなければだめだ．だから4年間で英語の論文を10本書くことを目標にしろ！」．本当にめまいがした．今まで，日本語の論文は数本書いていたが，英語は少し読んだことがあるくらいである．でも，できないとは口が裂けても言えない．そもそも，日下先生にとっては英語ができるとかできないとかは関係ないのだ．できなければ努力してできるようになることが大学院生として，そして研究者として当然の義務なのだということを日下先生の背中から感じた．入学式から一応研究者の端くれとなった．日下先生の視線は常に世界を向いている．本物の研究者の姿をそばに見ながら，その日から英語との戦いが始まった．

　臨床をしながら，博士課程で学ぶことは時間との戦いでもあった．限られた時間の中で研究デザインを考え，論文を読み，少しずつ実験をし，論文にまとめた経験は現在でも非常に役に立っている．日下先生の指導は非常にシンプルであった．学会発表ではスライドのレイアウトなどまったく気にせず，内容で勝負しろと言われた．論文作成も常に研究デザインとストーリーを重要視され，余計なことを書かないように指導された．そして，実験を行った結果は学会発表で終わらせず，必ず英語の論文まで完成させることを口酸っぱく言われた．これは，今でも目標にしていることであり，研究者としての基本姿勢をたたき込まれた．

　なんとかはじめて英語で論文を完成させた．インパクトファクターという言葉も知った．カバーレターの書き方も教えてもらい，はじめて投稿したが案の上，かなりのコメントをもらって返ってきた．何回かやりとりした結果，インパクトファクターは低かったが，ついにはじめての英語論文が採用された．自分の論文が掲載された雑誌を開いて自分の名前を見た時には思わず涙ぐんでしまった．ほとんど日下先生のおかげであったが，研究者としての結果がはじめて形になり本当に嬉しかった．その後も苦労しながら，目標の10本には届かなかったが，何とか4年間で5本の英語論文を掲載させることができた．

　日下先生によく言われた．「学会で発表しても自分の考えを聞いてくれるのは多くて数百名，その中のほとんどの人はすぐに忘れてしまう．でも，英語の論文にすると世界中の数百万人が自分の考えを読んでくれる．だから，自分の考えを英語で発表することは情報発信をするために本当に重要なんだ．日本では医者とか理学療法士とか資格や肩書きで区別されるけれど，海外はそうじゃない．結果がすばらしければ誰でも平等に評価されるんだよ」．それを痛感したのは3本目の論文が掲載された直後だった．海外からのメールが急激に増えた．僕の研究に興味があるので論文を送ってくれというものや，実験に使った機器のメーカーの技術者から，自分の会社でこのようなデータがあるのだがどう思

うかとか，さまざまな内容のメールが英語で送られてきた．とてもすぐに返事ができる英語力もないので，日下先生に相談しながら少しずつ返事を書いていった．その中でうれしかったのは，いつも論文を読んでいる有名な研究者からのものだった．その内容は今回の論文の研究デザインに対するアドバイスであった．いつも参考にしているヨーロッパの先生が筆者の論文を読んでくれたのだと思うと体が震えるくらい興奮した．そして，日下先生の言われた英語の論文の偉大さを痛感した．

未知の国，オーストラリア!?

　大学院を無事卒業した後，心にすっぽり穴が空いてしまった．俗にいう燃え尽き症候群だったのかもしれない．学術面では進歩した実感があったが，臨床で悩んでいた．このころから自分が最も興味ある分野は運動器疾患であると感じていたが，自分のオリジナルの考え方がまったくなかった．しかし2008年，この後の人生に大きく影響を受ける先生に出会った．当時，筆者は香川県理学療法士会の学術部長を務めていた．毎年開催する学術研修会の講師として2年前に1度来ていただいた福井 勉先生（現文京学院大学）を再び講師としてお招きした．前回はほとんどお話しすることができなかったが，今回はお迎えから懇親会，お見送りまでずっと同行させてもらい，いろいろなお話を聞かせてもらった．そして3日間ですっかり，先生の魅力にとりつかれてしまった．その時に突然，「おもしろい研修会があるんだけど一緒にオーストラリアに行かない？」と言われた．あまりにも突然で，研修先もオーストラリアということで驚いたが，あっという間に同級生の藤井と参加することになった．

　不安だらけの中，年末の成田空港でインフルエンザから復活したばかりの藤井と2人で講習会に参加する他のメンバーと合流した．今思えば，正月にオーストラリアに研修に行く理学療法士なんて普通の人ではないことはすぐに予想できるが，その時はまだ気づいていなかった．福井先生のほかに変わった人が沢山いた．柿崎藤泰先生（現文京学院大学）に出会ったのもこの時が最初であった．飛行機に乗り，ブリスベンに着いた．てっきりホテルに泊まるとばかり思っていたが，大雨の中，掘っ立て小屋の前で下ろされた．そしてそこが宿泊先だと教えられた時，詐欺だと思った．そういえば申し込みの際に2つのコースがあってもう1つのコテージに宿泊するコースは金額が高く，安いほうのキャンプセミナーというほうを選択したのだった．オーストラリアに来てまで，まさか本当にキャンプのような生活をするとは夢にも思っていなかったが

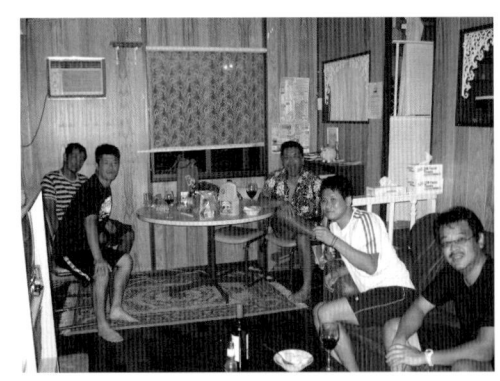

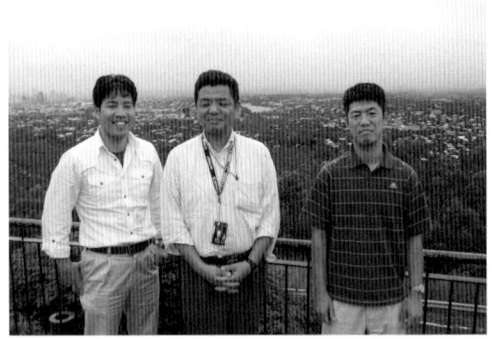

図14　オーストラリア研修

現実だった．食事なし，男5，6人で雑魚寝，風呂は半畳のシャワーのみだった．救いは一緒に参加したコテージに宿泊している女性数人が朝ご飯をつくってくれることくらいであった．講習会の内容はあまり覚えていないが，とにかく夜遅くまで福井先生や他の理学療法士の先生方と熱い話をしたことははっきりと覚えている．日本にこんな熱い人が沢山いるのかと思うと日本の理学療法の将来は明るいと思った．毎日，夜はバーベキューで近所の人も集まってくる．片言の英語で会話するがなんとか通じる．英会話の重要性を再認識したのもこの講習会であった．夜，福井先生と2人で砂浜で南十字星を見た時には，美しすぎて言葉が出なかった（図14）．

このように驚くような体験であったが，福井先生の魅力にますます引き込まれていき，先生の書かれた著書や講習会のビデオを何度も見直した．そして，今の臨床の基礎となる考え方を少しずつ蓄積していった．

暗中模索の治療戦略

考えてみると筆者の興味は，呼吸器疾患の理学療法の経験から呼吸の生理学に始まり，次に呼吸で取り込んだ酸素を消費する筋へと移った．呼気ガス分析を用いて筋の代謝を調べ始め，直接，筋活動を測定する筋電図と呼気ガス分析による筋の代謝との関係を調べた．そして，酸素動態を測定する近赤外分光法を用いて筋活動と酸素動態の関係に興味を持ち調べていった．筋電図では，周波数解析を用いて質的に評価することの重要性も知った．このように局所の目に見えないことを明らかにすることが好きだったのであるが，大きな問題は直接，臨床の治療に結びつきにくいことであった．そのため，自分の治療戦略をどのように立てていくのかいつも悩んでいた．

福井先生を通じて多くのすばらしい理学療法士に出会ったが，現在の筆者の考え方に大きな影響を与えたのは木藤伸宏先生（現広島国際大学）である．木藤先生も非常にストイックで，臨床家であるとともに科学を追求する研究者である．

　はじめて直接お会いしたのは，四国学会の特別講演に来られた時の懇親会であった．それまで木藤先生の書かれた論文や著書を読んで筆者が持っていたイメージと四国学会で話された講演の内容がまったく異なっていた．臨床的で運動連鎖を考慮した運動療法の話をすると思っていたのだが，講演は「変形性膝関節症の病理・病態」であった．内容はどのような原因で疼痛が出現するのか，その中で理学療法士は具体的にどのように関与するのか，きちんと治療の目的，すなわち帰結を明確にして理学療法を展開しているのかという内容であったと思う．講演で使われたデータはすべて科学的で，臨床家ではなく研究者としての木藤先生の姿を見て頭の中でもやもやしていたものが晴れていくような気がした．そうだ，筆者が今までの考え方や視点ではきちんと理学療法を提供できないのは，病態を十分に理解していないため，結果をどこに求めていくかが明確でないからだと気づいた．当時，筆者が臨床で一番興味を持っていたのは変形性膝関節症の保存的理学療法をどう展開していくかということであった．福井先生の力学的平衡理論を基礎として膝関節，すなわち局所と全体をどのように考えていくのかが重要であると考え始めた．変形性膝関節症をどう捉えていくかの答えを探すためにいろいろな文献を読んだが，筆者が一番理解しやすく，治療の目的として明確にできる考え方は力学的に変形性膝関節症を捉えるという考え方であった．

　以前，臨床歩行分析研究会のセミナーには2回参加したことがあった．そこで，運動力学的な考え方を学んだつもりでいたが，臨床で漫然とそのような考え方を用いていただけで，治療の結果を運動力学的にどう捉えるかという視点で考えたことはなかった．香川医科大学附属病院に就職した当時はビデオカメラ2台を用いた三次元動作解析装置があった．それを用いて歩行分析を行ったこともあったが，精度の低さとあまりにも解析に時間がかかりすぎることからだんだん使用しなくなり，施設の改築の際に廃棄してしまった．また，それを用いて分析を行ってもその結果を治療につなげることもなく，ただの評価で終わっていた．新しい視点を持ち，自分で変形性膝関節症の歩行を運動力学的に評価したいと常々思っていたが，残念なことに香川医科大学附属病院には三次元動作解析装置がなかったため歯がゆく思っていた．文献を読み，他の研究者が出したデータを見て，治療戦略を立てるしか方法がなかったが，それでも治療の帰結を明確にしたことで，提供する理学療法の質はどんどん変化してい

き，それに伴い治療後の患者さんの満足した顔を今までよりも多く見ることができるようになったと思う．

　局所と全体との関係を考えるようになると，今まで気づかなかった多くのことが見えてくるようになった．例えば，現在出現している痛みが原因の痛みなのか，結果の痛みなのかをしっかり考えるようになった．骨折部位や創部などは原因の痛みであることが多く，この痛みにより，他の部位が代償的に働く必要がある．そして，その代償がある一定のラインを超えた時，その部位に症状が出現する．この場合には，まず原因の痛みを解決しなければ，代償により出現した症状は根本的には改善しない．たとえ，直接症状の出た部位を対症的に治療し，一時的に症状が改善したとしても，また症状は出現してくる．結果の痛みの場合は逆で，痛みを引き起こしている原因を解決しなければ，根本的な改善とはならない．このように同じ痛みでも局所と全身の関係を考えることで，治療戦略は大きく異なってくる．

　このように治療の帰結を明確にし，治療の対象や方法が考えられるようになったが，最終的にはそれを改善する技術の重要性も再認識した．局所の評価，全体の評価からある筋が症状の原因だろうと推論を立てても，その筋がきちんと触診できなければならないし，その筋の機能を改善させる方法も知らなくてはならない．また，ある関節が原因だと推論を立てても，その関節の構造を熟知し，改善したい機能をどのようにして引き出すかという技術が必要となる．そのため，実習生のためではなく自分とスタッフのために訓練室に解剖と運動学の教科書を複数冊置いておき，わからない時には恥も外聞もなく，患者さんの横で，本を見ながら確認するようにしていった．よく，新人の理学療法士にどのように勉強したらよいか尋ねられるが，結局は人間を相手に仕事をする限り，局所も全体も評価する能力も，解剖学や運動学の知識も，触診技術や徒手的な技術もすべて必要なのであると思う．それを技術を学ぶことからはじめてもよいし，局所の評価を学ぶことからはじめてもよい．しかし，いずれそれだけでは不十分なことに気づくであろうし，偏った考え方ではよい理学療法士になれないと思うはずである．もし，気づかずにいて，困っている時にはその方向性をうまく修正してあげることが上司の役割であると思う．このように徐々にではあるが，試行錯誤しながら，毎日治療戦略を考えていった．

さらば香川医科大学附属病院

　香川医科大学附属病院には13年間勤務した．最初3名の理学療法士だったス

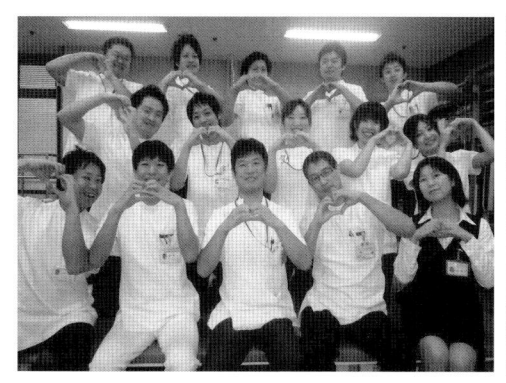

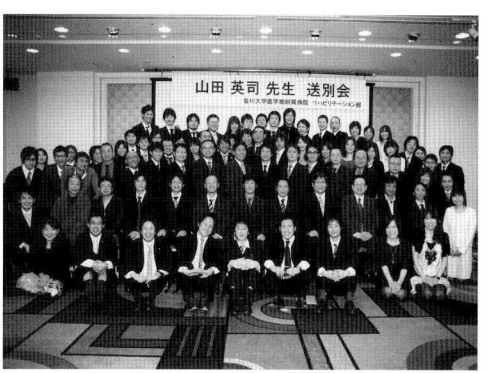

図15 香川医科大学附属病院退職時のスタッフ一同

図16 香川医科大学附属病院の送別会

タッフも退職時には理学療法士8名，作業療法士4名，言語聴覚士2名となった．筆者を香川医科大学附属病院に引っ張ってくれた田中先生も県立広島大学に栄転され，いつの間にか筆者が一番年上になっていた．病院内の会議に出席すると筆者がダントツに一番若かった．薬剤師や診療放射線技師，診療検査技師，看護師のトップの人は50代後半であり，リハビリテーション分野の歴史の浅さを痛感した．香川医科大学附属病院で働いていた理学療法士には筆者も含めて香川県出身者はいなかった．なぜなら，採用試験で地元だからという理由ではなく，県外でもいいので香川医科大学附属病院に就職して勉強したいという熱い気持ちで就職を希望した理学療法士を採用したからである．おかげで香川医科大学附属病院での仕事は非常に楽しく，そして互いに切磋琢磨しながら過ごしていく充実した毎日であり，そのようなスタッフと仕事ができたことを筆者は誇りに思っている（図15，16）．

PT 新型ウイルス「若年寄症候群」とは？

今でも，学会や講習会に参加することが多いが，年々30代，40代の空洞化現象を感じている．とにかく参加している理学療法士は卒後数年の若い世代が多数を占め，30代，40代の参加者が非常に少ないのである．逆に講習会を企画しても，参加者のほとんどが20代であり，30代，40代の参加者は1割にも満たないことが多い．これはいったいどういうことであろうか．確かに理学療法士の年齢別の人数は20代よりも30代以上が少なく，年齢が上がるほどその傾向が顕著になる．また，この年代は忙しく時間がとりにくいのかもしれない．家庭を持ち，育児などに時間を割かれることは，特に女性では大きな理由とな

るだろう．しかし，それだけではないような気がするのも事実である．それは先ほど述べた歴史の浅さと関連しているのではないかと思う．圧倒的に人材不足であった理学療法士の業界では，どこの職場でも若くして施設の責任者となることが多かった．早ければ20代で，遅くても30代にはトップとなった理学療法士が多いのではないかと思う．逆に各年齢層が複数名在籍する職場のほうが，特に地方では珍しいと思う．若くして，責任者になった理学療法士は臨床のみでなく，管理業務もしなくてはならない．そうするうちにどんどん第一線から退いていき，若いのに年寄りのような理学療法士になってしまう傾向があるのかもしれない．ある施設の責任者で30代の理学療法士と話をした時に，「なぜあなたは講習会に参加したり，学会発表をしないのか」と尋ねてみたことがあった．そうすると，「そういうことは若い奴らに任せているから」という答えが返ってきた．その時，筆者はこれが講習会や学会に30代，40代が参加しない理由の一つだなと感じた．すなわち，施設で相対的に上になった理学療法士はその年齢には関係なく，考え方が年寄りのようになることが多いのである．一般の会社では30代はやっと仕事を覚え，少しずつ自分で仕事ができる時期である．常に上司に怒られながら自分の能力を高めていく，まだまだ，発展していく時期である．そして40代でやっと自分の仕事のスタイルを確立し，バリバリ現場の最前線で仕事をしていくことが普通ではないかと思う．一方，理学療法士の世界では絶対的な人手不足から若い時期から職場の上層部になってしまうため，よっぽど意識が高くないと自ら高めようと積極的に動くことが難しくなるのではないかと思う．これを理学療法士の若年寄症候群と名づけている．そのため，30代，40代でバリバリ現場の最前線で働かなくてはならない時期であるのに，すでに自分ではなく若い者に，若い者にという発想となってしまうのではないかと思う．まだ自分も若い者なのに，それに気づいていないのである．この症候群に陥ってしまうと，いろいろな問題が起こってくる．就職してきた新人理学療法士は上司の背中を見て育つ．最初は素直に言うことを聞いてくれるが，数年後，だんだん自信がつき，それが過剰になってしまうと方向性を見失いそうになることがある．その時，上司は方向性を修正してあげる必要があるのだが，そこで上司に対して尊敬の念がないと，言うことを聞いてくれない．なぜなら，上司がバリバリ頑張っている背中を見せていないからである．やはり，トップが一生懸命学ぶ姿勢を見せないと，後輩はついてこないのは当たり前で，何もしないで後輩をコントロールできるのは就職後数年だけである．ある講習会で，参加者に「職場の上司を見てください．それが，あなたの5年後，10年後ですよ．あなたの理想としている理学療法士像と一致しますか？ しませんか？ もし，一致したらそれは幸せです．一致しなければ今

以上に努力しないとそうなりますよ」と言ったことがある．その結果は聞いていないが，いつまでも学び，少しでも効果のある理学療法を提供できる理学療法士になるよう努力し続けることが当たり前で重要なことではないかと思う．そう考えると，学ぶことに終わりはないし，決して若い者に任せるという言葉は出てこないのではないかと思う．筆者も若年寄症候群に陥らないよう，毎日気をつけているつもりである．しかし，この症候群は陥っても自分で気づかないことも症状の一つであるので，もし陥っているなと気づいたら教えてもらうように後輩に頼んでいる．

新天地での誓い

　数年前より新設大学が増加し始め，ときどき教員の誘いがあったが，なかなか香川医科大学附属病院を退職して大学教員の道に進む決断はできなかった．まず，三次元動作解析装置はないが，スタッフには恵まれ，香川医科大学附属病院の環境には満足していたし，単身赴任も嫌であった．非常勤として多くの学校で講義をさせてもらったが，学内教育よりも臨床実習で学生と接するほうに魅力を感じていた．また，香川県で勉強会を立ち上げ，よい方向に向かっていることに貢献できていると感じていたことも理由の一つであった．

　そんな時，現在，徳島文理大学の学科長となられた先生から電話があった．なんと四国にはじめての理学療法士を養成する大学ができることになったのだ．今まで四国には大学がなく，多くの先生方が四国を離れられてしまった．やる気のある理学療法士は大学院に行くために高いお金と時間をかけて苦労しており，もし大学院もできれば学部教育だけではなく，卒後教育にも貢献できると思った．今まで決断できなかったことが嘘のように，一瞬で赴任することを決めた．そして2011年春，13年間勤務した香川医科大学を退職し，徳島文理大学保健福祉学部理学療法学科に赴任した．

　現在，赴任して約半年が過ぎた．まだまだ，新しい環境には慣れていないが，新鮮な気持ちである．筆者に与えられた使命は，今までと同じ臨床・教育・研究である．その配分や内容は，今までと少し異なるかもしれないが，基本のスタンスは変わらないつもりである．多くの人に支えられて進んできた今までの人生であるが，今のところ理学療法士になってよかったと思っている．これからも一生懸命理学療法を科学的に追求し，学生を育み，理学療法の発展に少しでも貢献できるように頑張っていこうと思う．若年寄症候群に陥らないように……．

第3章

磨揉遷革

私の伝えたいこと

磨揉遷革：教え諭して，人をよい方向に導くこと

「磨」は善をみがく，「揉」は欠点を正し直す意，「遷」は善にうつる，本来のよい状態に改めること．

今，思うこと

PT 臨床実習について

　筆者は，幸いにも理学療法士になった1年目から臨床実習生と関わることができた．よって，理学療法士は自分が受けた臨床実習のお返しとして，臨床実習生を受け入れることが当然だと思っていた．最初は年齢も近く臨床実習生の兄のように接してきたつもりでいたが，いつの間にか少しずつ年をとり，最近は自分ではまだまだ近い存在と思っていても，学生からは遠い存在なのだなと気づき始めた．そして，今までどおりの接し方では学生にいいたいことを伝えにくくなったとも感じるようになってきた．筆者自身が受けた臨床実習体系のままでは学生を伸ばすことができず，悩むことも多くなってきた．そこで，現在筆者が考える臨床実習に対する考え方を述べたい．

　近年，理学療法士の養成に関する状況が大きく変化し，臨床実習に関するさまざまな問題も指摘されるようになってきた．学生の質の変化，学力の低下，積極性の低下など学生に起因する問題が多くあげられ，その理由として養成校の急激な増加を指摘する声が多い．しかし，仮にそれが理由の一つであるとしても現実問題として養成校の数をわれわれが調節することは不可能であり，今の状況でいかに効果的な臨床実習を行うことが可能となるかを考えなくてはならない．現役の理学療法士がどのようにすれば真の理学療法士を育てることができるかは，学内教育である臨床実習だけでなく，卒後教育をどのように行うのかのほうが重要であると思う．臨床実習で学生の能力を少しでも高め，仕事を始めてから本格的な教育を受け続ける体制を確立することが必要だと思う．

　筆者が香川医科大学附属病院（現香川大学医学部附属病院）を退職する最終年度となった2010年度の実習受け入れ状況は，理学療法士8名で，10校の養成校から約30人の実習生を受け入れていた．恐らく，理学療法士の人数に対して受け入れる学生の数は多い施設に位置すると思う．これは，前主任のころからの方針であり，大学病院として教育に貢献する義務があることと職員が実習生と接することによって得られる経験が卒後教育として有益であると考えてい

たからである．香川医科大学附属病院のポリシーは，実習終了時に実習に来る前よりも理学療法士になりたいと思わせることであった．終了時に学生が理学療法士になりたくなったと思ってくれれば，臨床実習は成功であったと判断していた．臨床実習に来るまでの学生は，わずかな臨床経験があるだけで，ほとんど学内教育のみを受けた状態である．明確に理学療法士になりたいという情熱を持っている学生もいれば，なんとなくここまできてしまったという学生もいる．そこで，われわれが関与することによって，魅力的な理学療法の世界に引き込めるかどうかが重要な役目であり，腕の見せどころだと考えていた．さまざまな状況の学生に対して，過去に筆者が受けたような臨床実習では到底，今の学生のやる気を引き出すことはできない．今でも学生の臨床実習に対するイメージは，寝れないとか，辛いとか，まるで拷問にあうようなものと認識されている．これは筆者を含めて現役理学療法士の責任であり，辛いことや寝れないことを自慢するような実習では教育として不適切だと思う．臨床実習に行くとすごくおもしろいので早く臨床実習に行きたいと学生が思うような環境にならなくてはならないと思う．夜寝れないほどの課題を出し，提出されたレポートにだめ出しをし，さらにフィードバックと称して長々とお説教をするような状況は教育ではない．課題を出すことで学生は一時的に学習を行うが，外的動機づけだけでは継続した学習は困難なのである．いかに内的動機づけを行うか，すなわち自分の臨床推論を説明し，患者さんを治療し，その答えを教えることで理学療法に興味を持たせ，自ら学ばなければならないという姿勢に持っていくかが重要であると思う．逆に，放置プレイも問題である．ゆとり教育のせいで学生の積極性がないという理学療法士もいるが，興味を持たせて自分の治療を見に来させる魅力が必要なのである．今の学生や若い理学療法士は，これは興味を持ってくれるだろうと情報を提供してもなかなかのってきてくれない．情報をかみ砕いて，かみ砕いて，食べられるようにした状態で目の前にそっとおいてあげるとやっとパクッと食べてくれる．このようにどうすれば興味を持ってくれるのか，情報を提供する側にも工夫が必要である．筆者はこの作戦を「パックンチョ理論」と呼んでいる．学生自身に問題のある場合も確かにあるが，多くは受け入れ側に問題があり，教育としての臨床実習を受け入れる工夫と努力が受け入れ側にも必要なのであると思う．香川医科大学附属病院で行っていた工夫を具体的に述べる．

　まず，最初の導入が重要である．ほとんどの学生は臨床実習に対して負のイメージを持っており，過緊張状態にある．このような状態で少しでも負の刺激が入れば，その瞬間に学生はやる気を失ってしまう．よって，開始1週間は実習の慣れ期間とし，症例は絶対に担当させなかった．スーパーバイザーは新し

い環境にできるだけ早く適応できるように積極的にコミュニケーションをとり，1日中スーパーバイザーに張りつかせて治療を説明しながら見せるようにしていた．いわゆるクリニカルクラークシップである．そして，ある程度慣れたころを見計らい，少しずつ本当の臨床実習を開始するようにしていた．

学生の学内教育の理解度に差があることは当然予測される．養成校で定期試験などにて臨床実習を行うことが可能であると判断されてきた学生であるが，その学力の状況を把握することは重要である．よって，開始1週目に新人の理学療法士が徒手筋力検査，関節可動域の基本軸・移動軸など基本的な内容の実技試験を行い，理解度の程度を把握するとともに，筋の起始・停止などを覚えていない学生には，この期間で徹底的に学習させるようにしていた．また，試験を行うことにより新人理学療法士も自らの知識を繰り返し再確認し，自分の基礎固めに利用していた．このように最初に学生の医学的知識の習熟度を把握することで学生のレベルに合わせた指導法を選択することが可能となる．

次に学内教育と臨床実習の間を埋めるため，基礎的な内容を臨床的に解釈する30分程度の講義を全員のスタッフで行っていた．画像の見かたや代表的な疾患の特徴などを理解させる内容であり，年間をとおして順番に行っていた．いわゆるよく質問されることをあらかじめ理解させることにより，無駄な時間を省き，できるだけ早期に臨床推論の入口に連れていく作戦である．そして，治療を説明しながら治療を体験させ，徐々に自立的な実習へと進めていった．

実習指導者いわゆるスーパーバイザーの質の低下も大きな問題となりつつある．現在は経験年数による規定しか存在せず，数年間の臨床経験のみでは十分に学生を指導することは困難な場合も多い．しかし，経験豊富な理学療法士の数は少なく，スーパーバイザーによって指導力の差が出てきている．よって，香川医科大学附属病院ではスーパーバイザーの違いによる指導内容の差をできるだけ均一化するために，サブバイザー制を導入した．1名の学生に対して1名のスーパーバイザーと2名のサブバイザーの3名で指導を行う．当然，スタッフ数が少ないため，スーパーバイザーをしながら，他の学生のサブバイザーを兼任することもある．このように複数の指導者が相談しながら学生を指導することにより，指導者間の差をなくすよう努めていた．弊害として，指導者により考え方が大きく異なると学生が戸惑うことがあるため，バイザー間で十分に相談しながら指導方針を決定することに注意した．また，スタッフ間で学生ごとの臨床実習の進捗状況を把握するために，週に一度，作業療法士，言語聴覚士も含めて各実習生の現状・問題点をスーパーバイザーとサブバイザーから報告し，意見交換を行う学生カンファレンスを行っていた．これにより，バイザーが気づかないような点を把握することが可能となり，事前に対応すること

ができたことも多かった．このような工夫をしながら臨床実習生を受け入れてきたが，すべての学生がうまくいくはずもなく，学生ごとに試行錯誤しながら対応していたのが現状である．

　現在，臨床実習の問題点と思われることを述べる．まず，前述した学生間の基礎学力・処理能力・積極性などの違いにどう対応するべきか，明確な手段が確立されていないことがあげられる．養成校も専門学校から国立大学まで，学生も現役生から社会人経験者まで多種多様であり，学生の能力もかなり幅広い．特に問題と考えるのは，最低限必要な学力と処理能力が非常に低い学生が存在することであり，いくら熱意と積極性があっても処理能力が低いと，理解するために時間を要する．よって，指導者は多くのアイテムを持ち，個々の学生に合わせた指導方法を用いる必要があると思う．極端なことを言えば，積極性があっても学習するのに時間が必要であれば，臨床実習も時間をかけて，すなわち複数年臨床実習を行ってから，理学療法士になってもよいと思う．もし，就職先できちんとした卒後教育が行われることが保証されているのであれば，不十分な状態であっても就職後，卒後教育によって能力を高めていってもかまわないと思う．しかし，きちんとした卒後教育システムを持った施設はまだ少ないため，やはり卒業する前に最低限の知識，考え方を習得したほうがよいのではないかと考えている．

　次に，養成校と受け入れ側である施設との関係の問題である．現状では養成校が臨床実習を依頼する形であり，明らかに学校側が弱い立場である．養成校の増加により実習地の確保が困難であることがさらにその関係を増強している．そのため，学校側としてはあまり学生を送りたくないと思っている施設，すなわち指導力が低いと思っている施設にも学生を送らざるを得ない状況があるのではないかと感じている．また，何か実習中に問題が発生した場合でも，明らかに施設側に原因があるにもかかわらず，学生が実習を中断しなくてはならないこともあると聞く．スーパーバイザー会議でたまに見かけるが，明らかにはき違えた意見を言っている勘違い理学療法士もいる．「学校ではどんな教育をしているのですか？」とか，「臨床で評価できるようにして実習に出してほしい」などである．臨床実習とは，学内教育では経験できない部分を臨床の場面をとおして学ぶことが目的の教育の一部である．はじめて患者を対象として評価する際にうまく検査ができないのは当たり前であり，さらにその結果をもとに臨床推論ができないのは当然なのである．スーパーバイザーは，このような状況の実習生に対して，どのようにすればうまく検査ができるのか，どのように考えて理学療法を行うのかを自分の患者さんで説明しながら，そのプロセスを学ばせるのが仕事なのである．養成校の教員が「あなたの施設で実習して

も指導力が低いので学生のためになりませんから実習生は送りません」と堂々と言える時代にしなくてはならない．香川医科大学附属病院では実習指導者と養成校の教員が密に連絡をとり，学生の状況を共有することが重要だと考え，週に1度，スーパーバイザーが担任の先生に現在の状況をメールで報告し，両者で対応を考えるようにしていた．

　先にも述べたが臨床実習指導者の質の向上が急務である．現在の経験年数だけでは学生を指導する能力を担保することは難しい．卒後教育は日本理学療法士協会が力を入れて急速に充実してきているが，やはりその習熟度は個人差あるいは施設間で大きな差があることは否めない．学生の症例レポートを指導するにしても，学会発表や論文投稿をしたことのある指導者は学生のレポートを指導する資格はあると思うが，今まで自分の臨床実習中と卒業論文でしか指導を受けていない指導者には学生のレポートを指導する資格はない．指導された経験が少ない者には他人に指導できるはずがない．何ごともまずは見本を見せることが重要なのである．臨床実習指導者自身が知らないことやできないことは素直に認めて，実習生と一緒に指導者の知識や技術も向上させる姿勢を見せることが必要であろう．臨床実習指導者の資格化を日本理学療法士協会に強く望むところである．

　後輩の育成は個々の理学療法士の技術，知識の向上のみでなく，理学療法士全体のレベルの向上につながる．そして，適切な理学療法を国民に提供し，貢献することで理学療法士の社会的地位の向上につながる．よって，その根幹である学生教育は教員だけではなく現役の理学療法士全体の責務だということを認識することが重要であると思う．

急性期理学療法について[1]

　運動器は生活の質を向上・維持するために重要な器官であるが，わが国においては高齢化社会に突入し，運動器の変性疾患が急増している．大規模なコホート研究によると，40歳以上の日本人における変形性膝関節症の有病率は男性42.6％，女性62.4％であり[2]，国内の患者数は2,530万人と推定される[3]．また，変形性股関節症の有病率は14〜97歳までの1,601例を対象とした研究では4.3％であったことが報告されている[4]．このように高齢者の増加に伴い，治療を必要とする患者数が増加し，国民医療費の急増が問題化してきているわが国では，医療費抑制の一環として在院日数の短縮化が求められている．また，このような社会的背景に応えるように，関節鏡や最小侵襲手術など外科的治療法

が進歩し，医学的にも在院日数の短縮化が可能となった．特に下肢の人工関節置換術後は，10数年前では数カ月必要であった入院期間が想像すらできなかったような短期間となり，術後早期に自宅退院となる施設も増加してきている．

短期間での退院を可能にするためには，効率的な理学療法を実施することが必要不可欠である．しかし，早期退院のみを重視しすぎると本来の理学療法の目的を見失いそうになる場合もある．例えば，早期から関節可動域練習，筋力トレーニングや起立・歩行練習を積極的に施行するが，歩行や階段昇降の可・不可，また基本動作の可・不可の判断基準で退院を決定されることが多い．事実，一般に用いられている治療成績の判定基準や日常生活動作の評価基準もこれらの尺度で判断されており，重要な因子であることは間違いない．しかし，理学療法士としての治療のアウトカムはこれだけでよいのであろうか．早期離床，早期歩行を実施し，歩行が可能となるという結果を出すだけであれば他職種でも可能なのではないか．理学療法士としての責務は運動療法を用いて，機能を再構築することであり，歩けるということは理学療法を行った結果の一つなのである．短期間での結果が理学療法に求められる今，もう一度，動作の可否のみでなく，いかに外科的な運動器の構築学的な変化に対して，重力下での効率のよい姿勢，動作戦略を再構築するかという質的な機能の向上も重視し，理学療法士としての役割を再考する必要があると思われる．

他職種との連携のとれたチーム医療も早期退院に不可欠である．その中心的存在である医師との共通言語や共通のツールを持つことは，運動器疾患を扱う理学療法士として非常に重要であると思われる．前述した治療成績の判定基準も共通のツールとして用いることで医師との認識の共有や他施設との治療成績を比較することが可能となるが，現在用いられている判定基準では理学療法士として重要な動作の質などを客観的に評価することは困難である．術後急性期に機能の再構築を目的とした理学療法を展開していくうえで，まず質的な機能を客観的に評価できる基準とその評価方法を確立することが必須であると考えられる．例えば，三次元動作解析装置を用いれば詳細な動作の分析が可能であるが，多忙な臨床現場で全症例を測定し，分析することは困難であり，経済性の面からも臨床に広く普及することは現実的ではない．簡便で経済的で，かつ質的な評価が可能な評価法を早期に確立することが，今後の運動器疾患における急性期理学療法の第一の課題であると思われる．

近年，情報の統一やチーム医療の質の向上を目的としてクリニカルパスが導入され，これを用いることにより，限られた時間に各職種が適切なタイミングで介入し，在院日数の短縮化に貢献している．また，患者も治療全体の流れを術前から把握することで，医療者側との信頼関係を形成しやすくなった．クリ

ニカルパスは「医療の系統的な品質の管理・向上，効率的な医療提供のための効果的なツール」として，チーム医療の実践，患者満足度の向上を目的とし，その結果として平均在院日数の短縮が得られるものである[4]．医療効率を改善し，患者満足度を向上させるためには一定レベルの医療サービスを提供することが必須であることは言うまでもない．しかし，理学療法士としてはチーム医療の標準化・均一化が重要視されすぎると，理学療法の内容もマニュアル化される傾向があり，流れ作業のようなベルトコンベア式治療に陥る危険性もある．クリニカルパスと理学療法士との関係を考えるうえで重要なことは，クリニカルパスは患者に提供する最低限の医療サービスを示すものであり，クリニカルパスに沿って順調に経過しているからといって理学療法士として十分に責務を果たしているとは限らないことに注意する必要がある．マニュアルどおりに動作の可・不可のみに注目し，移動能力の獲得だけを術後運動器理学療法の帰結として考えると，理学療法ではなくただの作業となってしまう可能性がある．時折，短縮化された術後在院日数の中での理学療法の意義ややりがいについて否定的な意見を聞くこともあるが，マニュアル化された作業が理学療法の中心となっているとこのような考えになることが多いように思われる．数日から数週間の短期間であろうが，機能の質的な向上を帰結とすれば，理学療法士として介入できることは多岐にわたり，その必要性は非常に高く，理学療法士としての責務は大きいと考える．

　在院日数の短縮化の結果，自宅退院したにもかかわらず，まだ理学療法の必要性がある場合，外来での理学療法を継続しなくてはならない．特に，歩容など質的な機能を改善するためには数カ月単位の理学療法を必要とする場合も多い．また，外来での理学療法を終了した後も，定期的に機能を再評価し，必要であれば短期間の集中的な理学療法を施行する場合もある．急性期の施設では入院患者に対する理学療法が中心であることが多く，スタッフ数や診療報酬などの問題により，十分な外来での理学療法を提供できないこともある．この問題を解決するためには急性期の施設とクリニックなどの密な連携が重要となってくると考えられる．

　術前の理学療法も在院日数の短縮化の中で重要であるが，入院が手術の前日であることが多く，入院してからの評価・治療は困難であることが多い．よって手術が決定されれば，外来での術前理学療法を開始し，疼痛などの影響により獲得された適切でない運動戦略を改善させ，術後変化が予測される機能を高める準備を積極的に行うことにより，術後の理学療法も効率的に施行可能となると考えられる．

　運動器分野の急性期における理学療法士の役割は，所属する病院の環境・ス

タッフ数などによって異なり，医療の進歩とともに変化していくと考えられるが，根本的な責務は大きく揺らいではならない．治療者として理学療法士が介入する意義を常に忘れず，かつチームの一員として柔軟に対応する能力を持つことが今後の運動器分野の理学療法士としての役割であると考える．

PT 理学療法と臨床研究について[5]

広辞苑によると研究とはよく調べ考えて真理を極めること[1]であり，理学療法における研究の最終目標は，客観的に効果が明らかにされた理学療法を体系化し，それを提供することである．しかし，理学療法の歴史の中では理論の確立と客観的な証明よりも経験則に基づいた臨床技術が先に発展してきた．また，研究機関で活躍する理学療法士が少なかったこと，養成校での研究に関する教育が少なかったことなども研究に関する歴史的な特徴としてあげられるが，現在に至っても研究が行われる体制は，まだまだ十分であるとはいえない．さらに近年，根拠に基づく理学療法（EBPT：evidence-based physical therapy）の概念が急速に浸透してきているが，その成果もまだ不十分である．そもそも，なぜ理学療法士は研究をしなくてはならないのであろうか．それは，われわれが日々臨床で行っている理学療法は理学療法学という学問に基づくものであるからである．学問であるからには理学療法は科学でなくてはならない．よって，科学を背景とする理学療法という学問を発展させていくことが，どのような環境に所属していようとも理学療法士の使命であり義務なのである．それはいきなり高額な機器を用いたランダム化比較試験モデルの研究に発展するのではなく，目の前の患者さんを治療している中で浮かんできた疑問を解決しようとする姿勢から始まる．「患者さんは教科書である」という言葉に反論する人は多くないであろう．この言葉を科学的に明らかにしていこうとする過程が研究であると考える．

一般的に研究は基礎研究と臨床研究に分類されることが多いが，臨床研究には症例研究，障害タイプの分類，経時的変化，治療方法の比較などがあり，多くの疾患・障害に対して医学・教育・社会・行動学的視点から検討される．また，意図的な介入の有無により大きく観察的研究と実験的研究に分類される．観察的研究では，一つもしくはそれ以上の患者群が観察され，その特徴を記録することによって分析する研究である．観察的研究は，研究の時期や期間から横断研究と縦断研究に分けられる．縦断研究は過去のデータを分析する後ろ向き研究とこれからの事象を分析する前向き研究に分類される．実験的研究で

表1 臨床研究の分類

観察的研究（observational study）
　①横断研究（cross-sectional study）
　②縦断研究（longitudinal study）
　　・コホート研究（cohort study）
　　　前向き研究（prospective study）
　　　後ろ向き研究（retrospective study）
　　・ケース・コントロール研究（case control study）
　　　後ろ向き研究（retrospective study）
　③症例報告（case study）
　④ケース・シリーズ研究（case-series study）

実験的（介入）研究（experimental interventional study）
　①比較対照研究（controlled study）
　　　非ランダム化対照試験（non-randomised controlled study）
　　　ランダム化対照試験（randomised controlled study）
　②対照なしの介入試験（uncontrolled study）
　③症例報告（single case study）

臨床疫学的研究（clinical epidemiological study）
　①メタアナリシス（meta analysis）
　②システマティックレビュー（systematic review）

表2 エビデンスレベル

レベル	分類
Ⅰa	システマティックレビュー，メタアナリシス
Ⅰb	ランダム化比較試験
Ⅱa	非ランダム化比較試験
Ⅱb	その他の準実験的研究
Ⅲ	非実験的記述的研究（比較研究，相関研究，症例対照研究など）
Ⅳ	専門科委員会や権威者の意見

AHCPR（Agency for Health Care Policy and Research）1993〔現在のAHRQ（Agency for Healthcare Research and Quality）〕

は，対象者に人為的介入を行い，その介入効果が分析される．特定の手技や治療についての結論を出すことが目的とされる．また，臨床研究にはこのほかに臨床疫学的研究が含まれる[2]（**表1**）．エビデンスレベルと研究デザインとの間には密接な関係がある[3]（**表2**）．当然，エビデンスレベルが高い研究ほどバイアスが低く，信頼性が高いが，わが国の臨床研究においてはランダム化比較試験を行うことは倫理的にも現実的にも不可能に近い．また，理学療法士が行うことの多い観察的研究ではエビデンスレベルはⅡb以下となり，研究結果にさまざまなバイアスが加わっていると考えられる．しかし，その可能性を十分認識したうえで，純粋に導き出される結果を吟味し，臨床に活かすことは有益であると考えられる．前述したように理学療法という学問は科学であるため，研究

を行うためには科学における共通のルールに従わなければならない．最も重要なことは研究の信頼性・妥当性・再現性である．ルールに則った手続きを経て研究を行い，研究結果を公表することではじめて理学療法学が科学として認知される．この作業の積み重ねが学問としての蓄積となるのである．

　以上のことを踏まえて，今回は臨床研究の一つである実験的研究を行うことを仮定し，その流れを述べる．臨床研究を行っていくうえでまず大切なことは，自分が行う研究の目的を明確にすることである．臨床研究においては疑問の解決から研究が開始されることが多いと思われるが，何を明らかにしたいのかを具体的に設定することが重要である．具体的には逸脱発見・兆候発見・予測発見などを発見し，それらに関する文献を調査することが次のステップとなる．先行研究から学ぶべきことは，対象者の選択，介入方法，仮説を明らかにするために何をどのように測定（収集）したのか，データ処理の方法，考察の道筋などである．国内外の複数の先行研究を調査し，批判的吟味を加え，現在何がどこまで明らかにされているのかを知ることが重要である．ここまでくると，自分が明らかにしたいこと（目的），その結果の予測（仮説），その手段（対象と方法）が具体化してくる．臨床研究の中で最も頭を使うところは実験のデザインを作成する部分であり，この部分が研究の成否を握っているといっても過言ではない．多くの先行研究を参考にし，最も簡便で適切に目的を達成できると考えられる対象・方法を選択するべきである．そして，いきなり実験（データ収集）に入るのではなく，健常者などを対象として予備実験を繰り返し，スムーズにかつ正確に施行できるようにしておく．特に，臨床研究では患者さんを対象とするため，予期せぬアクシデントにより実験が滞らないよう，また対象者の負担が少なくなるように綿密な準備をしておく．

　データ収集は研究の過程の中で最も時間のかかる部分であるが，研究デザインに基づいて正確に遂行することが重要である．また，収集したデータはコンピュータに入力することが多いと思われるが，必ず生データを残しておくことも重要である．もし，データ収集の際に不具合（測定項目の不足，被検者への負担が大きすぎるなど）が起これば，直ちにデータ収集を中止し，研究デザインを再考することが望ましい．

　データの測定が終われば解析作業を行うが，ここで頭を悩ませるのが統計学的検定である．統計学の目的は科学的な判断基準であり，この作業がないと科学として認められない場合が多い．適切な統計手法を選択するためには，専門の知識を要するため，最初は指導者に相談することが望ましい．そして，その過程を経て得られた結果を正確に解釈する．研究のきっかけとなった疑問に答えること，すなわち自分の仮説が正しかったかどうかを検討する作業が考察で

ある．得られた結果が先行文献とどう関連しているのか，どのような臨床的な意味を持つのかなどを考察していく．

　ここまでが一般的な研究の流れであるが，研究成果を公表することを忘れてはならない．多くの理学療法士が学会発表で研究成果の公表を終わらせることが多いが，研究成果を論文として各種専門雑誌（学術誌）に掲載することが非常に重要である．医師を中心とした医学の世界では論文こそが研究成果であり，そこではじめて科学と認識される．専門雑誌に掲載されるためには，厳しい審査を受けなくてはならず，その過程で学ぶべきことも多い．この過程で査読者からのコメントを参考にし，学術論文としての質を高め，審査がとおれば学術誌に掲載される．また，英語の雑誌に掲載されれば，世界中の研究者に自分の研究成果を示すことができ，数十年後ノーベル賞をもらう可能性もゼロではない．

　しかし，以上の過程を最初から一人で行うことは非常に困難であり，指導者の下で行う必要がある．近年，理学療法学科の修士課程・博士課程も設立されてきており，そこに入学し，研究方法論を学ぶことも一つの選択である．しかし，地域格差の問題，経済的な問題，職場の理解などの問題もあり，まだまだ理学療法士が研究を行う十分な環境が整っているとは言えないが，努力次第で解決する場合も多い．

　今後，理学療法学という学問が発展し，科学として多くの人々に認知されるためには，いわゆる大学の研究者だけではなく，臨床家が目の前の患者さんと接して感じる疑問を一つひとつ科学的に解明していく作業が必要であり，もしわれわれがその作業を怠れば，科学としての理学療法学の未来はありえない．

文　献

1) 山田英司：急性期理学療法の未来図―運動器分野．理学療法学　38：567-568, 2011
2) Yoshimura N, et al：Prevalence of knee osteoarthritis, lumbar spondylosis and osteoporosis in Japanese men and woman：the research on osteoarthritis/osteoporosis against disability study. *J Bone Miner Metab*　27：620-628, 2009
3) 吉村典子：運動器疾患の疫学 1―地域コホート研究による運動器疾患の疫学．治療学　44：46-50, 2010
4) 斉藤　昭, 他：変形性股関節症の疫学―1,601 例の病院受診者に対する調査．臨整外　35：47-51, 2000
5) 千田治道：整形外科におけるクリティカルパスの導入と実際．関節外科　21：920-924, 2002
6) 山田英司：臨床研究方法．理学療法学　38：318-319, 2011

著者略歴

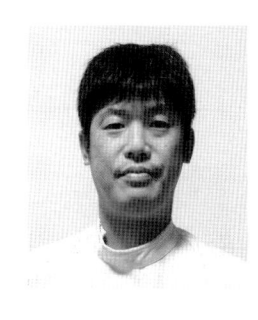

山田　英司（やまだ　えいじ）

1970年12月	愛媛県生まれ
1990年 4月	国立善通寺病院附属リハビリテーション学院理学療法学科入学
1993年 3月	同校卒業
1993年 4月	石川県立中央病院 リハビリテーション部
1996年 4月	放送大学教養学部入学
1998年 4月	香川医科大学医学部附属病院 理学療法部
2002年 2月	学位授与機構にて保健衛生学士取得
2003年 4月	香川医科大学大学院博士課程機能構築医学専攻医用工学部門入学
2007年 3月	香川医科大学大学院博士課程機能構築医学専攻医用工学部門修了 博士（医学）取得
2011年 4月	徳島文理大学保健福祉学部理学療法学科 准教授現在に至る

理学療法士列伝―EBMの確立に向けて
山田英司　変形性膝関節症に対する保存的治療戦略

発　行　2012年5月1日　第1版第1刷Ⓒ
著　者　山田英司
発行者　青山　智
発行所　株式会社 三輪書店
　　　　〒113-0033 東京都文京区本郷6-17-9　本郷綱ビル
　　　　☎ 03-3816-7796　FAX 03-3816-7756
　　　　http://www.miwapubl.com
印刷所　三報社印刷 株式会社

本書の内容の無断複写・複製・転載は，著作権・出版権の侵害となることがありますので，ご注意ください．

ISBN 978-4-89590-405-6　C 3047

JCOPY ＜（社）出版者著作権管理機構 委託出版物＞
本書の無断複写は著作権法上での例外を除き禁じられています．複写される場合は，そのつど事前に，（社）出版者著作権管理機構（電話 03-3513-6969, FAX 03-3513-6979, e-mail: info@jcopy.or.jp）の許諾を得てください．

■ 21世紀の高齢者をサポートする理学療法の決定版、待望の全面改訂！

理学療法MOOK 10
高齢者の理学療法
第2版

新刊

責任編集：森本　榮（医療法人社団輝生会本部）

● 定価3,990円（本体3,800円＋税5%）
B5　頁270　2011年　ISBN 978-4-89590-376-9

　総人口に占める65歳以上の老年人口が増えている日本は、世界に類を見ないスピードで高齢化社会に向かっている。現在、高齢化率は21％以上であり、今後さらに高齢化は進み、40年近くにわたってこの状態が続くと言われている。超高齢社会の幕開けである。それに伴う医療費の高騰や、高齢夫婦および一人暮らしの増加によって家族介護に頼れないなど、さまざまな問題が生じている。これらの問題に対して、理学療法士はどのようにして期待に応えることができるのか、今まさに問われている。

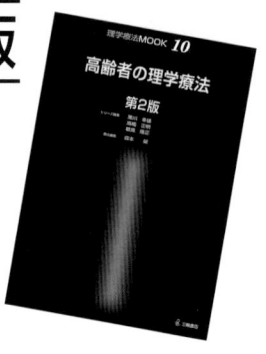

　本書では、高齢者の特性・障害（身体・精神・心理・QOL）および歴史的背景までを医学的知識だけでなく文化人類学的な視点からも解説。さらに急性期、回復期、維持期、在宅での理学療法の介入方法について、施設運営や福祉用具も含め、第一線で活躍されている方々が具体的な事例をとおして平易に述べた。高齢者を前にして悩める若い理学療法士にとって、問題解決・質の向上の一助となる必携の実践書である。

■ 主な内容 ■

第1章　高齢社会と理学療法

第2章　高齢者の特性
1. 高齢者の身体機能の特性
2. 高齢者の精神機能の特性
3. 高齢者の心理の特性
4. 日本の高齢者の特性―過去・現在・近未来
5. 高齢者のQOL

第3章　高齢者の障害と理学療法
1. 中枢神経障害
2. 骨関節障害
3. 呼吸障害
4. 循環器障害
5. 下肢切断
6. 内部障害

第4章　高齢者の施設内理学療法
1. ストロークユニットにおける理学療法①
2. ストロークユニットにおける理学療法②
3. 急性期における理学療法①
4. 急性期における理学療法②
5. 回復期における理学療法①
6. 回復期における理学療法②
7. 介護老人保健施設における理学療法①
8. 介護老人保健施設における理学療法②
9. 介護老人福祉施設における理学療法
10. 診療所外来における理学療法①
11. 診療所外来における理学療法②

第5章　高齢者の在宅理学療法
1. 高齢者における在宅理学療法
2. 訪問リハビリテーションにおける理学療法①
3. 訪問リハビリテーションにおける理学療法②
4. 訪問リハビリテーションにおける理学療法③
5. 訪問リハビリテーションにおける理学療法④
6. 通所リハビリテーションにおける理学療法
7. 通所介護における理学療法①
8. 通所介護における理学療法②
9. 環境調整と理学療法①―車いす
10. 環境調整と理学療法②―テクノエイド
11. 環境調整と理学療法③―インソール

高齢者に対しての考え方
1. 高齢者と価値を共有できるか
2. 気づきある理学療法
3. 誰のためのケアなのか
4. 高齢者の理学療法における基本的な考え方と配慮点
5. 内なるエイジズムに気づく
6. 臨床上で心がけていること
7. 全体像を捉える

好評既刊　理学療法MOOK

- 理学療法MOOK 1　**脳損傷の理学療法①**【第2版】
  超早期から急性期のリハビリテーション
- 理学療法MOOK 2　**脳損傷の理学療法②**【第2版】
  回復期から維持期のリハビリテーション
- 理学療法MOOK 3　**疼痛の理学療法**【第2版】
- 理学療法MOOK 4　**呼吸理学療法**【第2版】
- 理学療法MOOK 5　**物理療法**
- 理学療法MOOK 6　**運動分析**
- 理学療法MOOK 7　**義肢装具**
- 理学療法MOOK 8　**下肢関節疾患の理学療法**
- 理学療法MOOK 9　**スポーツ傷害の理学療法**【第2版】
- 理学療法MOOK 11　**健康増進と介護予防**【増補版】
- 理学療法MOOK 12　**循環器疾患のリハビリテーション**
- 理学療法MOOK 13　**QOLと理学療法**
- 理学療法MOOK 14　**腰痛の理学療法**
- 理学療法MOOK 15　**子どもの理学療法**
- 理学療法MOOK 16　**脳科学と理学療法**

お求めの三輪書店の出版物が小売書店にない場合は，その書店にご注文ください．お急ぎの場合は直接小社に．

〒113-0033
東京都文京区本郷6-17-9　本郷綱ビル

三輪書店

編集：03-3816-7796　FAX 03-3816-7756
販売：03-6801-8357　FAX 03-3816-8762
ホームページ：http://www.miwapubl.com